有薏健康

防癌之母莊淑旂的紅薏仁養生法

——抗癌、改善過敏、提升自癒力，第一位女中醫的國寶級養生智慧

莊壽美 著

作者序

莊淑旂博士和紅薏仁的一世緣

有人說紅薏仁是一顆閃亮的紅珍珠，而我的母親莊淑旂博士把紅薏仁視為「人間養生至寶」。在一九八三年以前，我陪著莊博士在日本推廣自我健康管理時，她就時常叮嚀我要天天吃紅薏仁，當時我對這一顆小小的薏米並不以為意，充其量就是五穀雜糧之一吧！等到她告訴我這顆紅珍珠對我們人體有多少神奇的幫助時，我才開始重視它。

在日本，很多人知道紅薏仁的功效，母親告訴我，紅薏仁可以幫助抑制腫瘤、減輕放化療副作用、調節免疫與改善過敏症狀、有調節血脂、血糖和改善代謝症候群功效、改善不正常體型、祛贅疣（俗稱魚鱗刺、瘊子），有助於腎臟病之治療、美化肌膚……。在經過幾趟回台的旅程，輾轉得知台灣的紅薏仁品種是野生的，大多生長在山裡，獲得不易。於是，我和莊博士幾番討論後，決定趁著每次回台順帶一些日本紅薏仁的品種，就這樣積少成多，在一九八三年累積到一個數量，便透過朋友找上台灣農委會，而農委會將我們介紹給台中改良場。沒想到這一段不解之緣，對台灣做了一個誰也沒想到的貢獻。

大家都稱呼莊博士是「防癌之母」，其實也可以稱她「紅薏仁之母」，要不是她深知日本紅薏仁品種的優良，要我跟她一起載運返台，和台灣野生種的紅薏仁做品種改良，恐怕現在沒有多少人知道紅薏仁的寶貴。我們感謝所有參與改良紅薏仁品種的台中改良場同仁，呂阿牛先生、高德錚先生、曾勝雄先生等人，研發出「台中1號」紅薏仁改良品種。在此特別感謝呂阿牛先生，他為人厚道認真，在培植紅薏仁那幾年廢寢忘食，每回我去拜訪台中改良場，他都仔細向我說明，我和莊博士打從心坎裡對他感激。現在，雖然莊博士、呂阿牛先生、曾勝雄先生已經離我們遠去，但是看到紅薏仁的改良品種在台灣各地遍地開花，還研發出各種料理，達成了莊博士的心願：「把廚房當藥房，把食補當藥補」。現在，我天天吃紅薏仁，擁有健康，也希望大家多多吃紅薏仁。

二〇一八年剛好是母親莊博士逝世三週年，我希望這是一份懷念她老人家的禮物。在此，感謝好友戴月芳博士協助我完成這一本書的出版，還有時報文化的編輯們，沒有一路走來的貴人相助，就不能完成這本送給母親的禮物。

莊壽美　於關渡老莊大廈
二〇一八年一月

目錄
Contents

第三章
Chapter Three

從薏仁到紅薏仁

第四章
Chapter Four

莊淑旂博士和紅薏仁

第五章
Chapter Five

紅薏仁賜予病患健康經驗談

第六章 Chapter Six

紅薏仁食補創意料理

第七章
Chapter Seven

莊壽美老師的養生飲食新觀念

附錄

第一章

Chapter One

紅薏仁和身體廢氣的關係

1 屁和打嗝是體內廢氣的警訊

我們在吃下食物時，因為消化道正常菌群的運作，有時會產生比較多的氣體。這些氣體隨著腸子的蠕動，很自然地從肛門排出；排出時，由於肛門括約肌的作用，產生了響聲。所以，「放屁」是腸道正常運作的表現。確實，放屁是沒辦法壓抑的，如果我們碰到別人不小心放屁時，應該多體諒、多包涵。

一般來說，一個人一天放五百毫升左右的屁最為健康，也就是——**正常人一天放屁六到十個最好**。如果放屁次數太多，**多於二十個以上，很有可能是消化道出現了問題**，例如：消化不良、胃炎、腸炎胃腸動力功能紊亂等疾病。

如果一整天都沒有放屁，腹部會發脹如鼓，這時候就要考慮肛門直腸是否有了毛病，如果腹脹嚴重，甚至就需要肛門插管排氣。萬一無屁放出，而且發生劇烈的腸絞痛現象，就必須立刻送醫檢查。

莊淑旂博士說：「屁，是腸內的廢氣，如果不能很順暢的排氣，滯留在腸內，會壓迫腸管周邊的神經和血管，極有可能成為萬病之源。」

根據莊博士多年的臨床經驗，得到一個寶貴的結論：**成人初期、前癌症狀和癌症末期，腸內都充滿著「脹氣」**；更重要的是，一般身心健康的人，消化吸收比較完全，滯留在腸內的廢氣較少。因此，「屁」的狀態更可以說是提供每一個人身體異狀的警報器。

多年前，莊博士在日本出版了一本《屁，是老化的警報器》，告訴我們：不要讓腸子產生「脹氣」，多吃可以排除「脹氣」的食物（例如：紅薏仁），並且以按摩、體操、指壓等按照身體的症狀加以排除，就有可能預防疾病，返老還童。所以，莊博士告訴我們：「無屁可放為上上，有屁則放為中中，有屁不放為下下。」有屁，千萬不要憋著。

胃部脹氣會打嗝

為什麼會打嗝呢？那是因為我們位於胸腔與腹部之間的橫膈膜神經受到了

刺激，因而產生痙攣，橫膈膜突然向下，產生吸氣的動作，如果氣體快速通過，喉嚨的聲門緊急收縮，就會發出「咯！咯！」沒辦法控制的聲音。通常，胃部脹氣、過於興奮或緊張，會連連打嗝。這些打嗝算是暫時性的生理反應，一般會持續幾分鐘。但是一些因疾病引起的打嗝，就會持續一段時間。莊博士在臨床實驗裡，觀察到胃部脹氣確實讓病患頻頻打嗝，因此她提醒我們，如果有打嗝的情況發生，不要掉以輕心，很可能是和「屁」的問題一樣，**體內廢氣過多，會提升罹癌的可能性**。

曾經有一位男性病患，年紀56歲，平時有「頑固性打嗝」（超過兩天以上的「持續性打嗝」），剛開始他都認為是吃太飽，不是很在意，如果打嗝就喝開水抑制。沒想到有一天剛吃完午餐，他頻頻打嗝，而且還吐出血來，把他給嚇壞了，緊急送醫檢查，才得知罹患了胃癌。後來，他找莊博士請教如何調養，莊博士先問他關於日常生活的作息和飲食習慣，充分瞭解了之後，提供「一日四診法」以體操、指壓的方法協助排氣，同時也請他吃紅薏仁，經過一段時間的改善，這位病患重拾了健康。

2 猝病者的胃充滿脹氣

以前，莊博士在日本私立慶應大學醫學部藥理學臨床中，曾經遇到八位猝病的急患，雖然說是緊急搶救，不過有的是救護車送到醫院時就已經過世。

為了調查死亡原因，莊博士經得病患家屬的同意後加以解剖，而她經手的八位猝病死亡者的腦、心臟或肺、血管等，所謂與猝死有關的部位都查不出能認定的異常情形，只能以「原因不明」加以處理。不過，莊博士是臨床醫師，對於「原因不明」一詞很難接受，因此她鍥而不捨地繼續追查下去，發現了一個共同點，就是——每一個病例都是胃部異常膨脹，胃裡平均有一公斤以上的食物（大部分屬於魷魚、落花生、煎餅、辣椒和炸烤類的食物）已發酵而產生脹氣，鼓脹起來的胃，壓迫著心臟和肺臟。

當時，莊博士懷疑這八位患者身體的型態、飲食生活的習慣可能有共通處，所以她特地去訪問他們的家屬和親友，結果發現其中一位32歲的男性，其兄弟中共有四人，居然就有兩個哥哥和他一樣猝病而亡。

受訪死者的媽媽告訴莊博士，她的兒子都是典型的上班族，不愛吃早餐，白天忙碌處理公事，很少安靜地使用午餐，導致只靠晚餐來維繫一天的營養，因為如此，所以這位媽媽儘量烹煮以肉為主的料理給兒子吃，同時也準備酒類，不停地鼓勵兒子多吃多喝；而兒子也吃到肚子撐飽了才放下筷子。正因為這樣不好的用餐習慣，與一天的疲勞加上酒精的催化作用產生了睡意，回到臥房躺下就睡，每天都是如此的作息。

胃袋鼓脹，壓迫心肺

莊博士認為，如果晚上腸胃沒有正常消化就躺下就寢，第二天就會不想吃東西。他們這樣日復一日地過著如此不正常的生活，只要有一天，因為前一晚睡眠不足或非常疲憊下熟睡，肚子裡的食物吸收胃液或水分而膨脹發酵成脹氣，促使胃袋脹大，壓迫到肺臟和心臟，就會阻止心臟的跳動。

其他七位患者，也一樣有睡眠前暴飲暴食的情況，或者不吃東西就不能睡覺的現象，產生胃部腫脹。因此，莊博士歸納這八位患者的共通現象如下：

●工作繁忙，身心疲累。

●睡眠不足。

●早餐、午餐用餐時間不正常或草草了事。

●晚餐暴飲暴食。

●缺少運動。

●胃內留下的大量食物。

食物內包含所謂的乾燥食物（綠色豌豆類）在胃裡膨脹成三倍；落花生或魷魚，沒有咬碎的煎餅類也吸收啤酒的水分或胃液而脹大，加上發酵後的氣體，胃袋已脹成像一個大氣球。

有一位獸醫告訴莊博士，胃中脹氣的病叫「鼓脹症」，是每一位獸醫都知道的常識，也是需要緊急處理的病狀之一。例如：牛在草地上吃飽青草後喝水，回到牛欄裡再食用乾飼料，這些飼料在胃裡發酵成氣體，導致胃袋膨脹，這樣的情況如果不緊急處理，就像患猝病一樣，瞬間即死。牛的情形是左脅腹異常膨脹，獸醫通常會馬上刺進如五寸釘的中空針，去除脹氣後再動手術，取出牛肚子裡的食物。

莊博士還發現了一個現象：猝病送來就醫的患者，上腹部已經脹得比橫膈膜高，症狀就像急性心臟病患者一樣。其實只要可以及早去掉脹氣，就能獲救。

因此她獲得一個很難得的結論——

「人體內的氣——屁或打嗝與猝死有極大的關係。」

3 莊淑旂博士的父親、丈夫罹患癌症和「氣」的關係

莊博士對於猝病的緣由為何會注意到與胃中脹氣有關呢？這要追溯到我父親和祖父的病逝原因。祖父在莊博士19歲的時候因為罹患直腸癌病逝，祖父是一名中醫師，時常為了診治病患，三餐沒有照正常時間進食，加上診治時需要聚精會神，因此造成身體容易疲憊。此外，祖父喜歡吃肉和使用大量辛香料的菜肴。

而我父親病逝的原因則是肺癌，父親病逝那年莊博士正值26歲，當時她肚子裡還懷有第五胎的兒子陳再生（後來成為小兒科醫師）。莊博士在生活中的兩大支柱，在七年內相繼離她而去，她不禁懷疑癌症是否是遺傳疾病？加上一個女流之輩，上有老母、下有五名孩子，承受的生活壓力不可言喻。莊博士時

常告訴我們子女，她幾乎撐不下去，但是回頭一想，她必須為了母親、孩子，咬緊牙關突破親愛的人罹患癌症的陰影，努力過日子，也應該以人溺己溺的精神誓言對抗癌症，拯救其他癌症病患和家屬。

於是，她一生憑藉這個想法和鬥志，努力不懈去研究如何與癌症共存，正因為她畢生研究的心力和成果，大家尊稱她為「防癌之母」。莊博士為了不讓孩子在癌症的陰影下過活，同時也不希望別人遇到和她一樣的遭遇，因此她苦讀中國傳統醫書，平常讓孩子躺在她的膝蓋上，然後上面做一個檯子，可以放書本，就這樣一路苦讀而考上中醫師的資格，以才33歲的年紀成為台灣第一位女中醫師。

不好的生活方式造成癌症

莊博士當了中醫師之後，對於癌症的治療資料認真蒐集，並且逐一研究。她認為病患的生活方式也是造成罹病的原因之一，所以她非常重視這一塊，包含：他們的飲食習慣、睡眠時間、從事何種行業等等，她會做成「生活調查表」

請病患填寫。也因為這些蒐集而來的資料，讓她理解**女性的生理痛、生理不遂和子宮癌、乳腺腫瘤有相當密切的關係**。

這也讓莊博士想起過世的丈夫和父親生前的生活作息，因為她深愛丈夫和父親，導致她忽略了應該以健康為出發點去照顧他們，一味順著他們反而養成不好的生活習慣，例如祖父喜歡吃蹄膀，她就拼命煮給祖父吃，後來她告訴我們子女說這是「無知的愛」，非常懊惱；而且祖父經常「打嗝」，其實這是他的職業容易造成用餐時間不規則而導致，但是莊博士卻疏忽了。而父親罹患肺癌時間非常短，當在等待化驗結果時，父親已經撒手人寰了，莊博士很自責沒有注意到丈夫平常放屁特別多就是一個警訊。

重視「生活不生氣」

關於祖父和父親的飲食習慣也是一個很好的對照，祖父不愛吃水果、青菜，愛喝酒和吃肥肉、大蒜等；其個性善於忍耐壓抑，喜歡助人。父親是體型瘦弱且生活嚴謹的人，喜歡吃生菜、酸鹹的食物，不愛吃肉；個性木訥誠實，犧牲奉獻。可以說，祖父和父親的個性非常相似。

在莊博士的回憶中，她找到了祖父和父親罹患癌症的共通點，就是「打嗝」、「放屁」，證實他們兩個體內的氣，可能與癌症有關。因此，莊博士邀請病患填寫自己的「生活調查表」，特別要詳填「打嗝」、「放屁」這兩個項目。後來，莊博士發現「猝死病」、「癌症」或其他疾病，和病患生前的生活方式、飲食生活有相當密切的關係，而且進一步瞭解，**如果「今天的疲勞，今天不消除」的話，容易造成⑴感冒**、⑵**未老先衰**、⑶**成人病**、⑷**前癌症狀**。莊博士特別強調「體內的氣」會讓我們的組織或器官的機能低下，成為各式各樣的老化原因，或者引起這些器官造成疾病的原因，故而呼籲大家要重視「怎樣生活不生氣」。

4

體內廢氣對身體的影響

平常，每個人偶爾會「打嗝」、「放屁」，如果只是一兩次倒是還好，但是如果頻率過高就是提醒自己是否應該去醫院做個檢查比較好。莊博士常說一句話：「打嗝和放屁是身體的警報器。」就是提醒我們可能得了「生氣病」，也就是腸胃健康出了狀況。特別在慶生、過節時，大部分的人會暴飲暴食，使得腸胃更容易「生氣」。人體內腸胃道的氣，大都是從嘴巴吃進去的，吃進去的包括「吃飯配話」，也就是一邊吃飯一邊講話吞下去的空氣，以及食物進入消化道後，在消化過程中產生的氣體。

在我們的胃腸道中有許多產氣桿菌，這些產氣桿菌消化了葡萄糖、乳糖或食物的殘渣之後，就會產生許多氣體。大多數胃腸道內的氣體會往下藉由「放屁」從肛門排出，但部分胃內的氣體則可能會往上從嘴巴排放出來，就是所謂的「打嗝」。一般來說，正常人一天平均放五至十次屁，共排出大約五百毫升的氣體。

俗話說：「管天管地管不了拉屎和放屁。」又說：「響屁不臭，臭屁不響。」不過臨床上有不少人放屁卻是「又臭又響」，也有連珠炮似的響個不停，如果在外面公共場合響屁連連，真是讓人非常尷尬，而且也有異味。放屁的聲量大小和氣體衝擊肛門括約肌的速度和力道有關，排出的氣味則和飲食的食物內容相關。

連環屁，是大腸癌的徵兆

莊博士說，放屁是正常的生理行為，**人體一天排氣在二十次以下都屬於正常的現象，反而好幾天完全沒有放屁就要當心，可能是腸道阻塞了**。如果放屁量多於平常時，大部分是因為吃太多產氣性食物或消化不良所引起，只需要改善飲食幾可以恢復正常。不過，如果幾天沒有放屁，並伴隨有劇烈的腹脹及腸絞痛的人，就要注意可能有腸阻塞，需要就醫診治。在臨床上，有些人會因為時常放屁飽受困擾而就醫，不管是排氣頻繁或氣味不佳，大多數和飲食有關，只需要**少吃產氣性食物**，例如花生、地瓜、五穀米、高麗菜等，以及**多攝取可幫助消化的益生菌或酵素，排氣頻率至少可以減掉50％左右**。

平常，我們以為放屁是健康的現象，放得越多越顯示健康，不過「屁多」的話，則顯示消化不良，因為在腸胃裡有太多食物的殘渣，被產氣菌所分解而產生很多屁。此外，屁多也是重大腸道疾病的症狀之一，莊博士說部分大腸癌的患者會出現放「連環屁」的情形，所以如果屁多且伴隨有便血的情形時，請務必到醫院做進一步的檢查。

容易脹氣，可能是消化道出了問題

有時候，我們一時貪嘴吃太多，在酒足飯飽後會打幾個飽嗝是稀鬆平常的事，不過突然增加的打嗝問題請不要等閒視之。莊博士提醒我們，如果時常打嗝，而且頻率突然增加許多，反而要擔心的是消化道病變。在臨床上，時常看見急性腸胃炎病患因為腸胃道發炎，導致腸道菌叢改變、壞菌分布增加，促使腸胃道氣體變多，讓病患打嗝不止；還有腸沾黏、腸阻塞或腸道腫瘤病人，因為疾病本身影響到正常的腸蠕動，也會造成排便不通暢，使得氣體下不去，只能不斷往上衝，讓病患者不停地打嗝。

容易脹氣的人也有可能與胃腸蠕動過慢有關，也可能是腸內菌產氣太多或因身體老化導致胃腸道消化減少引起消化不良。一旦人體的消化能力變差，體內食物殘渣就會變多，進而被腸內菌分解會產生大量氣體。臨床上，曾遇到不少病患為了減肥，突然改吃素食，結果吃的全是五穀米、地瓜、豆類、花生等不容易消化的食物，反而讓肚子脹到不行。

很少運動或根本不運動也是導致腸胃道蠕動過慢的主因。**不運動、少運動的人、常吃生氣食物的人、年長者、便祕者、乳糖不耐症患者，都是最容易發生脹氣的人。**俗話說：「**胃腸決定一個人的健康。**」莊博士提醒大家，每天早起勤做「防癌宇宙操」，或健走、散步，活動筋骨，可以活絡消化系統，即能改善腸胃道的問題。

不停地打嗝，可能是癌病變

打嗝，是因為胃和橫膈膜受到刺激而產生劇烈的收縮，使得胃內氣體迅速由胃的賁門進入食道，再從口腔排出而引起。因為氣體排出瞬間的爆發力非常大，打嗝可能發出很大的聲響，如果過度頻繁，則是身體健康出問題的警訊。

通常，我們會認為打嗝是一個很小的毛病，無須過度緊張，不過頻率過高而且聲音很大的打嗝，就要特別當心了。莊博士說，有一回她碰到一個社會新鮮人，因為剛踏入社會，過度緊張，引起橫膈膜不自主收縮，不斷打嗝，無法停止，這算是心因性打嗝，經過開導放輕鬆後，情況終獲改善。

因為引起打嗝的神經中樞在腦幹，當我們瞬間進食過量，導致胃突然脹起來，就容易刺激到胃壁上的感覺神經，將訊息傳達到腦幹，引起打嗝。因此，當我們吃太飽或吃太多辛辣的食物，就有可能引發打嗝，這一類的打嗝屬於正常的生理反應。但是，也有肝腫瘤病患因為腫瘤壓迫到橫膈膜，誘發持續性打嗝，使得病患無時無刻都在打嗝，連在睡覺中也無法停止，嚴重影響到睡眠；

此外，胰臟癌病患也會有打嗝三天三夜的情況。除了消化道腫瘤外，腦瘤、腦中風的病患也會出現持續性打嗝的現象，因此不要忽視打嗝的頻率。

大多數打嗝的人，和胃食道逆流有關

通常，腸胃科醫師會告訴您，大多數打嗝的病患，都和胃食道逆流有關。打嗝是胃食道逆流的主要症狀之一，如果持續打嗝，也出現胸悶、胸部灼熱感（俗稱「火燒心」）、溢酸水、喉嚨有異物感等症狀，特別是逆流而上的酸水讓人特別不舒服，就可以知道是胃食道逆流惹的禍。

幾乎每十個做胃鏡的病患中，就有八個是胃食道逆流病患，近年來這類病患持續增加，胃食道逆流是標準的現代文明病，這和我們的飲食西化有關，例如多吃油炸物、含高油脂食物、甜食、碳酸飲料和刺激性食物等，也和我們的生活壓力大、肥胖問題有很大的關連。

5 什麼是「紅薏仁」？

在一般市場上看到的薏仁，大部分是一粒粒白白又圓潤的顆粒，不過這種薏仁是有去過外殼、麩皮的。**沒有去掉麩皮、留下紅色種皮的薏仁就稱為「紅薏仁」**。薏仁的種皮富含「薏仁酯」，可以抑制癌細胞，含有維生素B群和纖維素。薏仁是禾本科植物薏苡的成熟種仁，在每一年2、3月和6、7月種植，約莫四個月就可以採收。當果實成熟會變成飽滿珠子的形狀，採收的果實經過碾去外殼、除去種皮之後，成為我們口中的「薏仁」。

由於薏仁的炮製方式不一樣，所以有生、熟之分別。「生薏仁」可利水滲濕；「熟薏仁」即「炒薏仁」，則能健脾止瀉，以保健功效來說，「生薏仁」比「熟薏仁」來得好。薏仁具有利尿、促進子宮收縮、抑制癌細胞生長等作用。雖然薏仁的營養成分高，不過因為所含的醣類黏性高，一旦食用過量，則會妨礙消化，同時也有血糖、三酸甘油酯飆高的風險。**平常有青春痘、風濕痛、皮膚濕疹困擾的患者，很適合吃紅薏仁**；但是要提醒大家，**孕婦和生理期的女性則不能食用紅薏仁**。

紅薏仁的食療效果

紅薏仁的別名有：薏苡仁、苡米、薏米、米仁，其成分包括蛋白質、醣類、胺基酸、鐵、維生素B1、B2、鈣、鉀。功效有利尿強骨、養顏美白、抗過敏、降低血糖、增加免疫力。家族成員包含大薏仁、小薏仁、紅薏仁、白薏仁（糙薏仁）。如果以沖泡茶飲的方式入藥，建議先煎煮薏仁約30分鐘，可幫助有效成分釋出。它的食療效果特別好，所以莊博士大力推薦平常多食用。

自從西元一九八三年莊博士和我從日本帶回紅薏仁的種子，給農委會台中區農業改良場進行薏仁品種改良研發，命名為「台中一號」的台灣本土品種薏仁後，如今開花結果研發很多紅薏仁的品種。而市售多見的精白薏仁大多數從東南亞地區引進，必須依賴防腐、防蛀處理，食用後對人體產生不好影響。在長程的運送過程中，容易新鮮度下降、品質難以維持，更會產生異味，生成黃麴毒素，兩相比較下，當然食用本土的紅薏仁對我們的健康比較好。

本土的水質純淨，栽培土壤不使用化學肥料，過程更不噴灑化學藥劑，使得紅薏仁的質地香Q沒有異味、沒有防腐處理，又能控制產量，可以保持當季的新鮮度。其食療功效有：

●**降低血脂**：莊博士發現薏仁中的脂肪酸，主要由油酸及亞麻油酸組成，食用後可以降低血脂。

●**健脾益胃**：因為紅薏仁味甘、淡，性微寒，歸脾、胃、肺經。在《本草綱目》記載，紅薏仁有健脾滲濕、舒筋除痺、清熱排膿、止瀉的作用。中醫常用其來治療脾虛腹瀉、肌肉酸重、關節疼痛、水腫、腳氣等病症。以一樣份量的紅薏仁和粳米，將紅薏仁磨成粗末，和粳米一起熬煮成粥，每天喝一至二回，可以補脾除濕，協助治療脾虛水腫或風濕痺痛、四肢拘攣等病症。

●**清熱利濕**：紅薏仁可以健脾補肺、清熱利濕。在《中國藥植物鑑》裡記載：

「（薏仁）治肺水腫，濕性肋膜炎，排尿障礙，慢性胃腸病，慢性潰瘍。」

我們在《後漢書．馬援傳》知道，東漢時期南方一帶流行「瘴氣」，就是一般說的「腳氣病」。罹患腳氣病的人起初會出現手足麻木、下肢水腫的症狀，嚴重時會全身腫脹。那時候馬援將軍奉命平南疆叛亂，在他的軍隊裡，就有一些將士罹患了這種病。馬援將軍聽從下屬的建議，拿民間常用的紅薏仁治癒患者，因為有效，當馬援凱旋歸國時，還帶回了一車子的紅薏仁回到漢國栽種。後來馬援葬在城西，人們為了紀念他，就以「伏波山」來紀念他，並且把紅薏仁稱為「薏珠子」。

我們特別將哪些人適合或不適合食用紅薏仁清楚列出，讓讀者能明白，以避免產生不好的影響。

適合食用紅薏仁的人：

- 長期便祕者。
- 過敏、水腫者。

- 腳氣病浮腫、各種關節炎患者。
- 胃癌、子宮頸癌患者。

不適合食用紅薏仁的人：

- 習慣性流產者。
- 排便困難或小便多，嚴格控制食用量者。
- 糖尿病患者，須注意攝取量。
- 孕婦。
- 生理期的女性。

6

紅薏仁的營養

莊博士常提起一首蘇東坡的賦：

伏波飲薏苡
禦瘴傳神良
能除五溪毒
不救讒言傷

賦中所提的伏波是指東漢伏波將軍馬援，當時南方交趾叛亂，漢光武帝派伏波將軍馬援南下鎮壓。大軍行至徐聞，此處山深林密瘴嵐四起，天氣日間暴熱夜間甚寒，濕熱交加兵士病痿過半，已是無力應戰，將軍遂令安營紮寨停戰

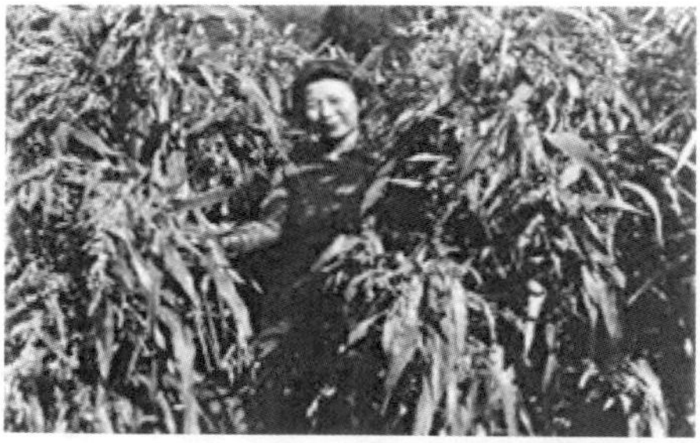

莊博士在台中改良場和紅薏仁合影的珍貴鏡頭。

休整。一夜馬援在帳內惆悵不解，忽有人掀簾而進，細看是位長者，長者手執一株稿禾，上面滿結粟子，形而珍珠，說道：「我乃前朝合浦太守孟嘗，見馬將軍一路勞苦，兵士多病於濕熱瘴癘，故特奉上良藥薏苡仁，以水煮服即可恢復元氣」，說罷老者即逝，馬援驚醒後只見一株薏苡仁籽放在案前。

翌日馬援派出軍士進山搜尋，只見山前谷下盡長薏苡，將軍大喜採摘回營煮食，不消兩天軍士病疾盡除，士氣大振大敗叛軍。南方薏苡實大，援欲以為種，載之一車軍還，時人以為南土珍怪，權貴皆望之。可恨奸臣稟奏皇上說馬援搜括南方珍珠數車，中飽私囊，皇上一開始半信半疑，後馬援在一次軍事行動中得病而死，佞臣便乘機誣陷將軍貽誤軍機，又提起交趾貪汙大量珍寶之事，光武帝勃然大怒，剝奪馬援官侯，一代名將的靈柩運回家鄉時史書記載竟無一人弔唁，馬援後人上朝請罪真相大白，補封馬援為新息侯。後人就把此事說成「薏苡之謗」、「伏波薏苡」或者「薏苡明珠」，比喻被人誣衊蒙受冤屈。

紅薏仁是什麼神奇寶貝?

薏仁、薏米、薏仁米、米仁或薏苡仁,都是指薏籽實去除外殼和種皮的種仁部分,又常被分為紅薏仁(指未去除麩皮的糙薏仁,其顏色是黃褐色至暗紅色)和精白薏仁(指去除麩皮的白色薏仁,俗稱大薏仁)兩種。

為什麼莊博士把紅薏仁視為紅色的珍珠?那是因為她發現紅薏仁可以抑制癌細胞發展,她畢生以預防醫學為志業,全力尋找可以預防癌症的可能性,當莊博士在日本發展事業時,認識了紅薏仁,我們決定將日本的紅薏仁品種帶回故鄉台灣栽種,希望把這個防癌的紅色珍珠帶給台灣的同胞。

於是,從一九八三年開始,我們分批將種籽隨

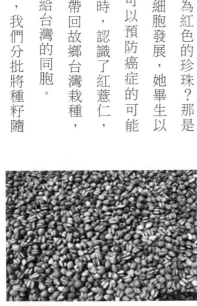

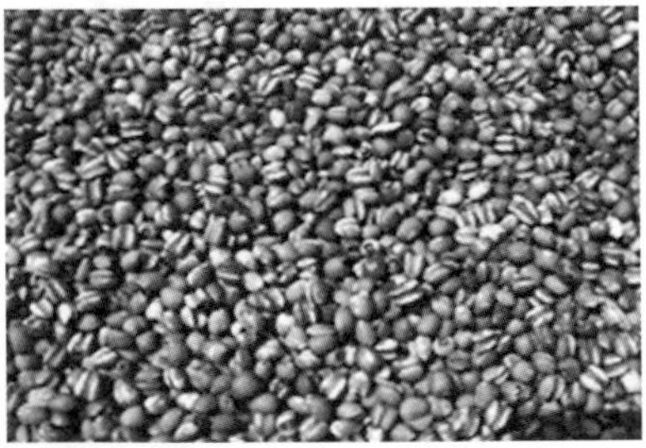

國產紅薏仁。

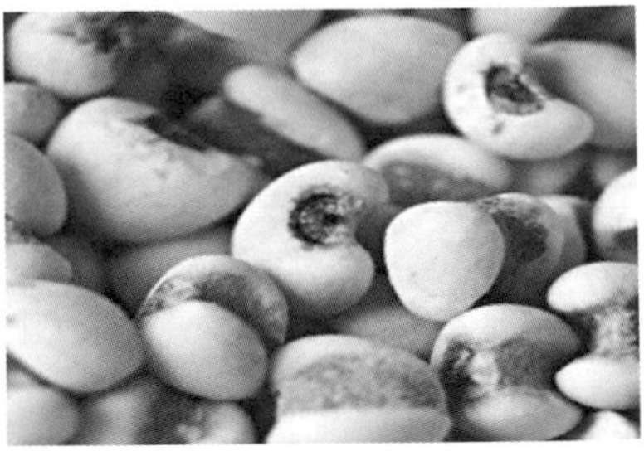

白薏仁。

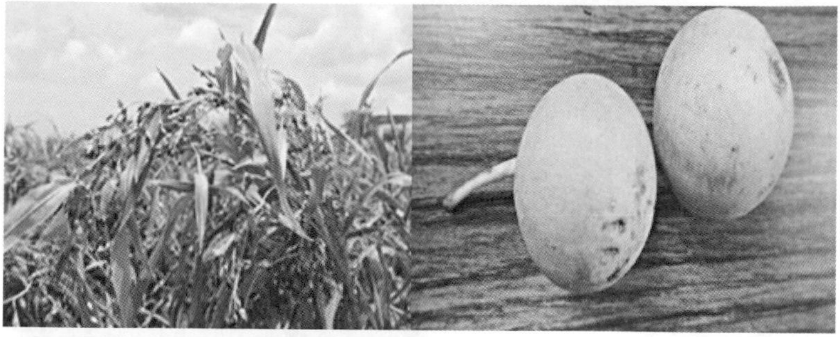

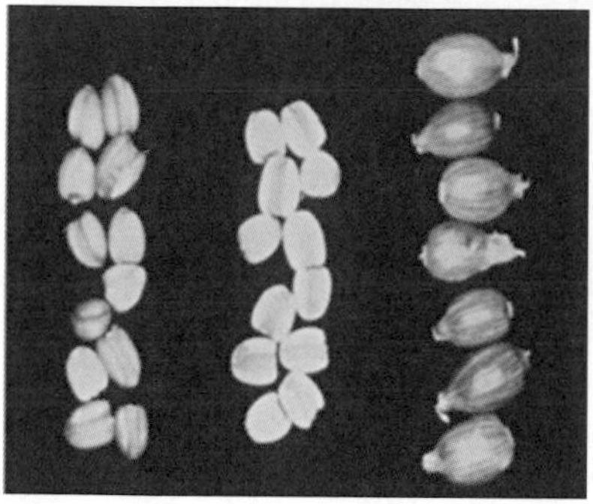

上圖：左右兩圖為薏苡籽實。

下圖：從左到右：紅薏仁、精白薏仁、薏苡籽實之比較。

身攜帶，以搭機的方式帶進台灣，並四處打聽，不計較個人的財富，無私的將紅薏仁種籽貢獻給農委會台中改良場。當時參與栽種改良的人有呂阿牛先生、高德錚先生、曾勝熊先生等人，在此要特別感謝呂先生，他為人樸實認真，在培植紅薏仁期間廢寢忘食，精神感人，讓我們打從心底佩服和感激，雖然現在呂先生已不在人世，但台灣可以成功栽種紅薏仁，呂先生的貢獻當居首位。在本書附錄部分特別轉載呂先生、高先生發表紅薏仁栽培的相關論文，提供各界參閱。

紅薏仁帶給我們的營養價值

莊博士每次提到紅薏仁的營養價值，總是樂此不疲，因為她把紅薏仁當成神奇的寶貝，當然這裡面多多少少帶有感情的部分，我追隨母親左右，耳濡目染，也感染到這股推廣的熱情。到底紅薏仁帶給我們哪些營養價值呢？

●**紅薏仁帶有多種維生素和礦物質，有促進新陳代謝和減少胃腸負擔的作用**，所以可以當作生病期間或病後體弱患者的補益食材。

●如果您是慢性腸炎、消化不良等症狀的患者，時常食用薏米食品會有很大的效果。**紅薏仁可以增強腎的功能**，且有清熱利尿作用，所以對消除浮腫有效。

●根據實驗，**紅薏仁有防癌的作用**，其抗癌的有效成分中包括了硒元素，可以有效抑制癌細胞的增殖，中西醫皆認為其可當成胃癌、子宮頸癌患者的輔助治療食材。

●站在預防醫學的角度，一般仁經常吃紅薏仁，不僅可以使身體輕盈，而且可以**減少腫瘤發病機率**。

- 紅薏仁裡面含有相當的維生素E，也被視為一種美容的食品，經常食用可以**保持皮膚光澤細膩**，還能幫我們**消除粉刺**、**色斑**，**改善膚色**，甚且它對於由病毒感染引起的贅疣等發揮治療的作用。
- 紅薏仁裡面也含有豐富的維生素B，**對防治腳氣病非常有幫助**。

就是因為紅薏仁用處很多，在莊博士的心目中把它視為紅色的珍珠，時常提醒大家要經常食用，她老人家也是身體力行，在家裡經常吃，才能讓她延年益壽，得以安然離開人世！

紅薏仁是藥用植物

從古到今紅薏仁之被稱為藥用植物，探究其因是它的果實含有coixenolide（C38H70O4），這種物質具有消炎、利尿、排膿、鎮痛、消腫及抗腫瘍的作用。紅薏仁的根部含有coixol（C8H7N），這種物質對神經痛、風濕性關節炎及肩頭酸痛具有鎮痛鎮靜作用，也可作為驅蟲藥。由於紅薏仁含有豐富的氨基酸，維生素、8-octadeceic acid等，因此可以促進新陳代謝，對於皮膚粗糙、魚鱗癌和其他贅疣等產生保養的作用。

紅薏仁和其他禾穀營養成分之比較

作物	水分（%）	蛋白質（%）	脂肪（%）	澱粉（%）	纖維（%）	灰分（%）	熱量（卡／100克）
紅薏仁	12.8	14.2	11.0	59.5	1.2	1.3	397.1
白米	15.5	7.4	2.3	72.5	1.3	1.3	351.9
小麥	13.5	12.0	2.1	64.5	1.5	1.5	335.9
大麥	14.0	10.0	1.9	66.5	2.4	2.5	338.5
低筋麵粉	15.0	8.0	1.7	74.7	0.4	0.4	354.6
高筋麵粉	15.0	11.6	1.8	71.0	0.4	0.4	354.1
麥片	15.0	7.3	1.3	75.4	0.4		

如表所顯示，紅薏仁是禾穀作物中蛋白質及脂肪含量最豐富的穀類，特別是胚乳部分蛋白質更高達14.2％，比小麥大約多2％。紅薏仁的蛋白質是由醇溶蛋白、穀蛋白、球蛋白和卵蛋白等組成，氨基酸則以脯氨酸、亮氨酸及麥氨酸居多；而組成脂肪的脂肪酸中以油酸約占一半左右，亞麻酸占四分之一，其次為棕櫚酸。紅薏仁也含大量的維他命B1、B6和鐵、鈣質，是其他禾穀類沒有的特性。其熱含量一百克高達三百七十～四百二十卡之間，也比白米的三百五十一卡和小麥的三百三十五卡來得高。

雖然紅薏仁比白米飯營養，但可別以為用紅薏仁來代替白米飯就不會發胖。紅薏仁的熱量和白米飯不相上下，每吃一碗，等於攝取二百八十大卡的熱量，可選擇以1：1或2：1的比例和白米飯一起烹煮。**紅薏仁要發揮效用，必須要連續吃好幾個月**，因此莊博士稱為「食療」，而非「藥療」。

莊博士在人體研究裡，發現攝取紅薏仁不但可以減緩正常人及高血脂患者餐後血漿總脂質、三酸甘油脂和血糖上升濃度，還能降低高血脂患者血漿膽固醇、血漿總脂質、三酸甘油脂、低密度脂蛋白膽固醇和血糖濃度，還可以增加血漿高密度脂蛋白膽固醇濃度。因此，她建議每天攝取五十到一百克，約六分之一台斤的紅薏仁，對我們的健康大有幫助，也研發了一些紅薏仁的料理，我在本書第六章特別披露莊博士的紅薏仁創意料理，和大家分享。

第二章

Chapter Two

從歷代經典醫書看薏米

1 東漢張仲景《金匱要略》

在東漢張仲景的著作《金匱要略》裡提到薏米就是紅薏仁，有利水消腫、健脾祛濕、清熱止瀉的功效，而他所指的薏米就是福建省仙遊縣龍華鎮金沙村的金沙薏米。在中國傳統醫學裡，薏米的顆粒越小，其藥用的價值就越高。歷朝歷代的君王深知養生之道，希望地方上貢的薏米指定來自這樣一個小村落的薏米，就是金沙薏米。

薏米味道甘淡，利水滲濕，會像疏通水道一樣把不好的剩餘的髒水排走。薏米性涼而沉降，是常用的利水滲濕藥。**薏米還有抗癌功效，抑制率高達35％以上**。在金沙村當地有句民謠：「薏米勝過靈芝

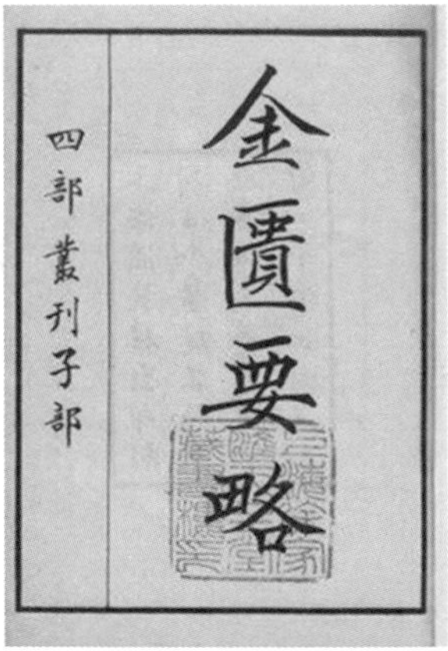

張仲景《金匱要略》書影。

草，藥用營養價值高，常吃可以延年壽，返老還童立功勞。」

在《金匱要略》有一些薏仁方，特舉出一些重點和大家分享：

●麻杏薏仁甘草湯

有人稱麻杏薏仁甘草湯為「麻杏薏甘湯」，主劑為薏仁，所以重用10克，加上麻黃4克，杏仁3克、甘草2克，藥效在於緩解疼痛，如果有關節炎、神經痛和肌肉痛的朋友，可以飲用。薏仁也可以增強免疫力，因此如果有急性風濕熱、風濕性關節炎、類風濕、急性腎炎、紅斑性狼瘡、破皮症等免疫性疾病的朋友，也可以多飲用這道薏仁方。

●薏仁附子敗醬散

這一道薏仁方本來用在治療腸癰，就是今天所稱的闌尾膿腫、慢性骨盆腔炎，也有中醫師用來治療慢性支氣管炎的續發性感染、肺結核長期發熱、肝膿瘍、硬皮症狀。

2 唐代王燾《外台祕要》

王燾的《外台祕要》，是唐代醫學巨著。王燾以母病攻醫，而著《外台祕要》，在天寶十一年（西元七五二年）完成，共四十卷，分一一〇四門，載方六千餘首。每一門記述先論後方，所引之處都有出處。這一本書主要收集了東漢到唐代的方書，其中醫論部分以巢元方的《諸病源候論》為主，醫方部分則參考孫思邈的《千金方》比較多。

在《外台祕要》提到薏仁方的部分：「熱

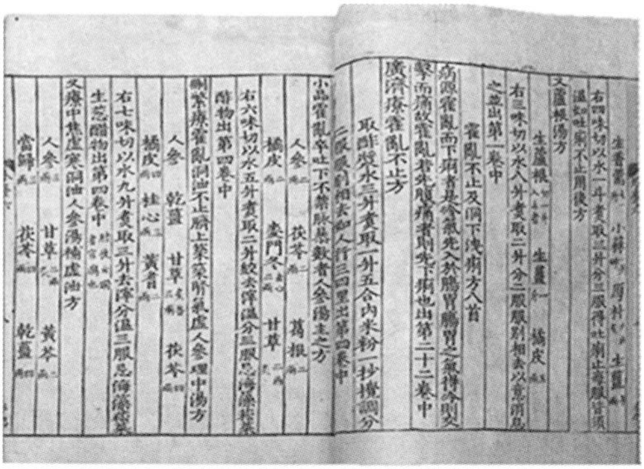

[illegible]
右四味切以水二升煮取[illegible]
溫如吐痢不止用後方
又蘆根湯方
生蘆根 [illegible] 生薑 [illegible] 橘皮
右三味切以水八升煮取二升分三服[illegible]
之並出第一卷中
霍亂不止及咽下洩痢方八首
病源霍亂而下痢者是冷氣先入於腸胃[illegible]
[illegible]故霍亂[illegible]則先下痢也出第二十二卷中
廣濟療霍亂不止方
取酢漿水三升煮取一升五合內米粉一抄攪調分
二服[illegible]出第四卷中
小品霍亂卒吐下不禁脈暴數者人參湯主之方
人參 茯苓 葛根
橘皮 麥門冬 甘草
右六味切以水五升煮取二升絞去滓溫分三服[illegible]
[illegible]物出第四卷中
刪繁療霍亂洞泄不止臍上築築[illegible]人參理中湯方
人參 乾薑 甘草 茯苓
橘皮 桂心 黃耆
右七味切以水九升煮取三升去滓分溫三服[illegible]
生葱[illegible]物出第四卷中
又療中焦虛寒洞泄人參湯補虛治方
人參 甘草 黃芩
當歸 茯苓 乾薑

王燾《外台祕要》綱目。

毒瓦斯從臟腑中出，攻於手足，則赤熱腫痛也，人五臟六腑井滎輸，皆出於手足指，故此毒從內而出，攻於手足也。」現代醫學所謂痛風，是指因普林代謝異常導致血尿酸過高，過多的尿酸鹽結晶在身體各處沉積，臨床主要症狀為急性關節炎發作，如果持續高尿酸血症不治療，則會有過多的尿酸鹽結晶沉積在身體，如結晶沉積在泌尿系統，則會引起尿路結石，嚴重者則會造成腎機能障礙，如沉積在心腦血管則有可能引起腦中風、冠心病等併發症。

所以痛風以急慢性關節炎為主要表現時，應屬於中醫學痺證、白虎歷節風、痛風的範圍；而以尿路結石、腎機能障礙為主要表現時，應屬於中醫學石淋、水腫、腰痛的範圍；如為心腦血管之併發症為主要表現時，應屬於中醫學心痺、眩暈的範圍。

痛風及高尿酸血症簡易薏仁方：

● 百合薏仁湯

鮮百合30克、薏苡仁30克、乾蘆根10克。蘆根洗淨煎汁水，先煎薏仁至八分熟，再加入百合瓣繼續小火加熱至熟爛，得煎湯五百毫升，分兩次食用。

●薏苡仁湯

薏苡仁2兩、萆瀉3錢、土茯苓3錢，水煎代茶飲用，每天一劑。

以上提供的薏仁方由於每個人體質不同，請尋找專業中醫師調配適合個人的治療方案為佳。

3

唐代孫思邈《千金翼方》

唐初醫藥學家孫思邈，少時因病而學醫，一生不求官名，一心致力醫藥學研究。他著有《千金方》和《千金翼方》等，被後人尊為「藥王」。孫思邈的這兩部著作有專章論述食療食治，對食療學的發展產生了深遠的影響。

《千金方》又名《備急千金要方》，全書三十卷，第二十六卷為食治專論，後人稱之為《千金食治》。所以名為「千金」，有一方藥值千金之意，他自謂「人命至重，貴于千金，

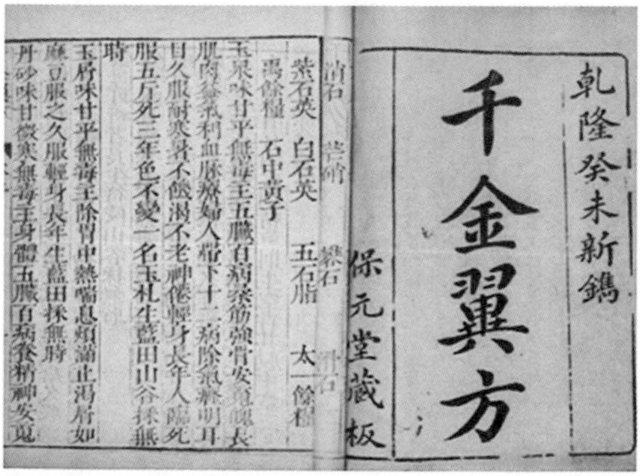

唐代孫思邈《千金翼方》內頁。。

一方濟之，德逾于此。」《千金食治》的序論部分談到了食療的必要性，他援引東漢名醫張仲景的話說：「**人們平時不必妄用藥物，否則會影響肌體內的平衡**。」他有一段至理名言：「人安身的根本，在於飲食；要療疾見效快，就得憑於藥物。不知飲食之宜的人，不足以長生；不明藥物禁忌的人，沒法根除病痛。」這兩件事至關重要，如果忽而不學，那就實在太可悲了。

飲食能排除身體內的邪氣，能安順臟腑，悅人神志。如果能用食物治療疾病，那就算得上是良醫。作為一個醫生，先要求摸清疾病的根源，知道它給身體什麼部位會帶來危害，以食物療治。只有在食療不癒時，才可用藥。」他常談到飲食不當可能會危害人體健康，提倡少吃一些佳肴，要注意選擇對人體有益的食物。

「凡常飲食，每令節儉，若貪味多餐，臨盤人飽，食訖覺腹中彭亨（脹肚）短氣，或致暴疾，仍為霍亂。又夏至以後，迄至秋分，必須慎肥膩、餅臛、酥油之屬，此物與酒漿瓜果，理極相仿。夫在身所以多疾病，皆由春夏取冷太過，飲食不節故也。又魚膾諸腥冷之物，多損於人，斷之益善。乳酪酥等常食之，令人有筋力膽幹，肌體潤澤，卒多食之，亦令腹脹泄利，漸漸自已。」既談到一些配餐禁忌，也談到飲食與季節的關係，尤其節食一說，非常具有科學的根據。在此推薦孫思邈的兩種薏仁方：

●大黃耆丸

他認為勞逸失度是造成人體五臟皆虛的主要原因，例如：肺脾氣虛、精神不佳、不思飲食、腹脹、腹瀉等，還有健忘失眠、悸動不安、肝腎血虛、頭昏眼花、腰膝酸軟、性功能減退等等，皆可以他的薏仁方來減緩症狀。主劑為薏仁，加上黃耆、茯苓、山藥、柏子仁、黨參、丹參、覆盆子、阿膠、澤瀉、萆薢、山茱萸、牛膝、防風、白朮、遠志、麥冬、乾地黃、天冬、石斛、茯神、五味子、枸杞、菟絲子、杜仲、巴戟天、乾薑、車前子、炙甘草、蓯蓉等各30克，一起研磨，煉蜜成一顆丸子，像豌豆一般大小，每回服用十到十五顆，早、晚空腹以白開水服用。請您先和專業中醫師問診，再根據您的體質配用。

●千金葦莖湯

千金葦莖湯在《備急千金要方》卷十七，是中醫治療肺癰的代表方劑，以清熱化痰逐瘀廣泛應用在肺部疾病。有中醫師靈活運用千金葦莖湯加減治療肺癌，參考如下，可以請教專業中醫師根據個人的體質參考食用。

根據肺癌的臨床表現，可歸屬於中醫「肺積」、「息賁」、「肺痿」等範疇。

肺癌的形成主要包括三方面的因素，即：機體失衡、邪積正虛和癌毒形成。

機體失衡，臟腑功能障礙，是疾病發生的基本原因。邪積正虛、癌毒形成貫穿於疾病發生的始終，互為因果。肺癌由正氣內虛、邪毒外侵，導致氣滯血瘀、痰凝毒聚、熱結陰傷所致。邪氣襲肺，積於胸中，使肺失宣降，氣機不暢，血行瘀滯，或水道失司，凝聚成痰；脾失健運則津液輸布障礙、三焦不利，化濕、生痰；肝失條達則氣機不利，化火致瘀傷陰；邪毒外侵，耗陰傷氣，肺熱津虧，氣陰兩傷。痰、熱、瘀、毒阻壅於肺，膠結日久而成積，產生癌毒。

同時，癌毒可反作用於機體產生一系列病理變化，如癌毒內蘊或阻滯中焦，津液輸布障礙，則化濕成痰生濁；阻滯氣機，則氣滯血瘀；蘊蒸日久鬱而化熱，則傷津耗液，損傷正氣。在臨床診治中，常見肺癌化療後或合併肺部感染者，辨證多屬熱毒壅肺、痰瘀互結，治當清肺泄熱、化痰逐瘀，以千金葦莖湯加減治療，多取良效。

千金葦莖湯由葦莖40克、薏苡仁30克、桃仁9克、冬瓜仁20克組成，葦莖即蘆根，甘寒輕浮，善清肺熱；冬瓜仁清熱化痰，利濕排膿，能清上徹下，與葦莖配合則清肺宣壅，滌痰排膿；薏苡仁上清肺熱而排膿，下利腸胃而滲濕；桃仁活血逐瘀，兼有止咳平喘之作用，且潤燥滑腸，與冬瓜仁配合，可使痰瘀從大便而出，瘀去則癰消。諸藥合用，共奏清熱解毒、化痰逐瘀的功效。

千金葦莖湯是清肺化痰名方，是治療肺癰的代表方劑。原方將清肺化熱痰、活血利水濕之品共存一爐，療效獨特，為歷代醫家所推崇。本方在臨床中成功用於肺癌的關鍵，在於熱毒壅肺、痰瘀互結的病機重點。《成方便讀》謂千金葦莖湯：「桃仁、甜瓜子皆潤降之品，一則行其瘀，一則化其濁。葦莖退熱而清上，薏苡除濕而下行。方雖平淡，其通瘀化痰之力，實無所遺。所以病在上焦，不欲以重濁之藥重傷其下也」清代尤在涇在《金匱要略心典》中指出：「此方具下熱散結通瘀之功，而重不傷峻，緩不傷懈，可以補桔梗湯、桔梗白散二方之偏，亦良法也。」因此在原方基礎上化裁，靈活運用，對於維持肺癌患者的生存期、提高生活品質有較好的作用。

4 宋代《太平惠民和劑局方》

《太平惠民和劑局方》為宋代太平惠民和劑局編寫，是全世界第一部由官方主持編撰的成藥標準，中醫方劑學著作，共十卷，附指南總論三卷。分傷風、傷寒、一切氣、痰飲、諸虛等十四門，載方七百八十八首。所收方劑都是中醫中藥方劑，記述了其主治、配伍及具體修制法，是一部流傳較廣、影響較大的臨床方書。書中許多方劑至今仍廣泛用於臨床。本書是從事中醫臨床、教學、從事中藥炮製、製劑、

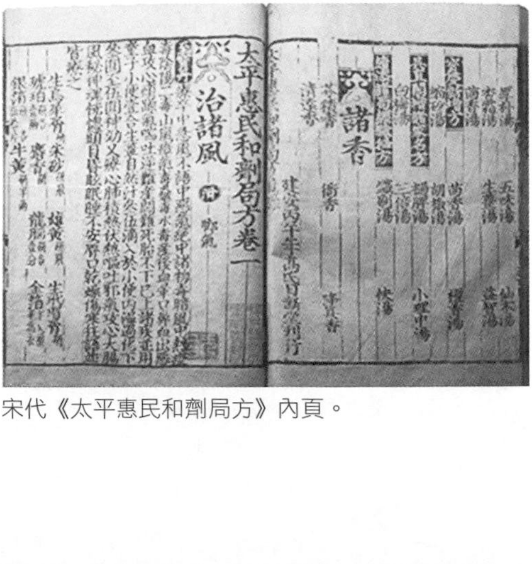

宋代《太平惠民和劑局方》內頁。

調劑研究工作的必讀書籍之一，為方劑學的重要經典。

●穀神散（嘉和散）

由薏仁、穀芽、砂仁等配成穀神散，原方共有二十四味藥，不過真正屬於穀類、嘉禾的只有兩種：薏仁和穀芽。穀芽就是指穀類發芽出來的嫩芽，中醫會當作助消化藥，其他二十幾味藥都不是穀類，此方主要在健脾、開胃、理氣，所以都拿薏仁當作主藥。

此方特別重用薏仁，和其他藥方一起研磨成細末，做成散劑，每天以一小茶匙的分量服用，或家水煎湯飲用。主要治療脅肋脹痛、心腹刺痛、肢體軟弱、不想吃東西、臉色萎黃，還有因為食道癌、胃癌、肝癌導致的「噎膈（吞嚥）」問題。

●換腿方

以前的人因為飲食不均，營養攝取不夠，而會罹患腳氣病，濡腿腫脹，不良於行，服用薏仁、檳榔、木瓜等做成的藥方後，結果水腫消失、走路輕鬆，很像換腿一樣，所以稱為「放腿方」。

主要治療因為缺乏維生素B1所引起的腳氣病，有腳腫、腳心發熱如火、腳膝軟弱、痙攣疼痛、難以行走等等，雖然本方以治療營養不良的病患為多，但是營養過多，或食物不均的人很適合食用。為補肝腎，益氣血，祛風溫的良方。

在製作方面：薏苡仁（炒）、石南葉、石斛（去苗，酒浸）、萆薢（微炙）、川牛膝（去苗，酒浸）、天南星（炮）、防風（去蘆、叉）、黃耆（去蘆頭，蜜炙）、瓜120克，最好磨成細末，酒煮麵糊丸，如梧桐子大小。每回服用五十顆丸子，以溫酒或鹽湯任下。

5 明代皇甫中《明醫指掌》與清代吳鞠通《溫病條辨》

明代皇甫中《明醫指掌》

《明醫指掌》是綜合性醫書，共十卷，明代皇甫中撰注，王肯堂訂補，邵從臬參校，撰年不詳。本書仿效吳恕《傷寒活人指掌圖》的體例，歌賦與論述相結合。

在本書中有一個薏仁方「薏苡仁湯」，用法簡單，主要以薏仁為主劑，通常用10

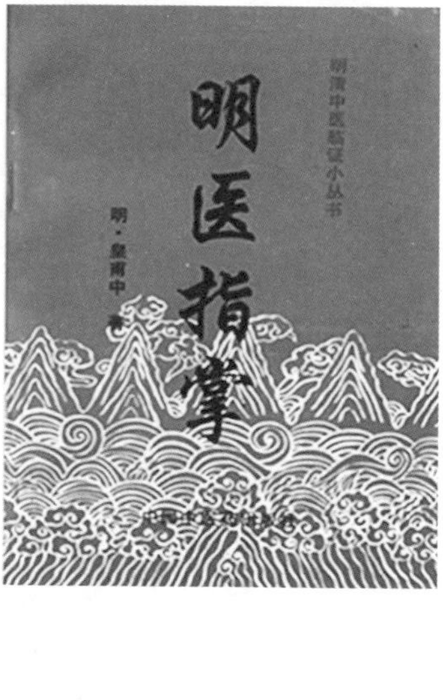

明代皇甫中《明醫指掌》書影。

克，加上麻黃、當歸、白朮各4克，桂枝、芍藥各3克，甘草2克，上藥加水煎湯飲用，功能在於祛風除濕，益氣活血，主治手足流注、疼痛、麻木不仁、難行伸屈、中風濕痺等症狀，飲用時要溫熱喝。

清代吳鞠通《溫病條辨》

《溫病條辨》是清代吳鞠通所著，為明清醫學中「溫熱」學派的名著之一，共有六卷。卷首引證《內經》經文，冠以原病篇。前三卷系統地把溫病分上、中、下三焦三篇，詳細論述了溫病的病源和證治。卷四為雜說是討論有關溫病的學理，卷五為「解產難」，卷六為「解兒難」，都是結合溫病的理論來討論產后調治以及小兒驚風、痘症等。由於《溫病條辨》所有論據和治療方法，都是明清以來醫家的實踐經驗，非常實用；書中所創

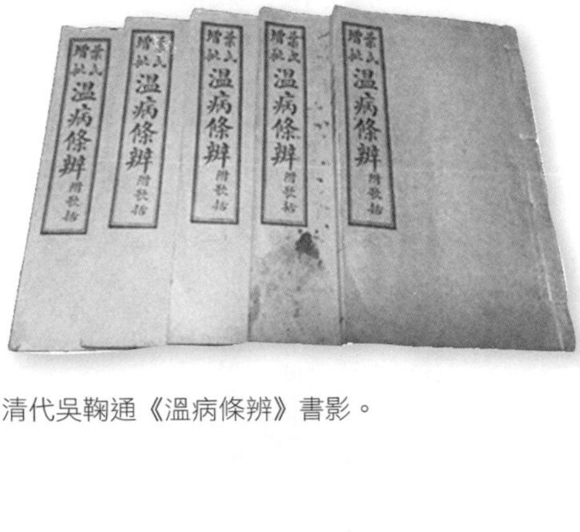

清代吳鞠通《溫病條辨》書影。

製的一些方劑如「桑菊飲」和「銀翹散」等至今仍為中醫師廣泛運用，所以《溫病條辨》是研究溫熱病所不可缺少的經典之一。

吳鞠通為清代重用薏仁的代表醫家，他在《溫病條辨》中就列了十二帖以薏仁方為主劑的藥方，其中最有名者為「加味參苓白朮散方」。吳鞠通在加味參苓白朮散方（下焦篇七六）予粥和米湯服之，亦取益胃之意，如吳鞠通所說：「引以香粳米，亦以其芳香悅土，以胃所喜為補也。上下斡旋，無非冀胃氣漸醒，可以轉危為安也。」

以薏仁10克、山藥2克、白朮3克、茯苓4克、白扁豆3克、蓮肉3克、桔梗2克、縮沙2克、甘草1克半，上藥加水煎湯飲用。主要治療脾胃虛弱、慢性腹瀉。特別是腸胃不舒服、食慾欠佳者，還有下瀝傾向者。所謂「加味」，是指以參苓白朮散為主劑，再以症狀添加其他相對應藥方的意思；其他有名的方劑還有：主治感冒咳嗽的「杏仁薏仁湯」、主治夏季上呼吸道感染的「清絡飲」加「杏仁薏仁滑石湯」、主治肺膿腫的「三仁湯」加「千金葦莖湯加杏仁薏仁滑石湯」複方才能逐漸改善症狀等等。

吳鞠通提出「治上焦如羽非輕不舉，治中焦如衡非平不安，治下焦如權，非重不沉。」如果濕氣病在上焦，就必須考慮到上焦的生理特點，治療時應該考慮用清輕的藥，例如風藥清輕。而中焦的特點是，「中焦如漚」，必須考慮到脾胃的消化吸收作用，又要考慮到中焦的通透作用，如果有偏差都會導致疾病加深，因此中焦的濕氣必須用一些甘平的中藥，而不能有太大的偏性。下焦的特點是「下焦如瀆」，必須考慮到下焦失常需要排出水分，所以下焦必須用重鎮的藥。

「三仁湯」是吳鞠通創立的名方，主要組成成分是：杏仁15克、飛滑石18克、白通草6克、白蔻仁6克、竹葉6克、厚朴6克、生薏仁18克、半夏15克。

方中以三仁為君，杏仁去上焦之濕氣，竹葉佐之，實踐了其輕靈的特色；白蔻仁去中焦濕氣，半夏、厚朴佐之，彰顯了平和的藥性，如果再加點甘草將會獲得更好的效果。薏苡仁去下焦濕氣，而通草、滑石佐之，整個藥方上中下協調有致，對治療濕氣的疾病非常有效。

因此，在臨床上，因為上焦有濕氣導致的頭痛、皮膚病、濕熱病，皆可用三仁湯；中焦出現了濕氣，濕熱，口腔潰瘍，消化不良等，或者是寒濕都可以加減變化後使用；下焦則主要在濕氣沉著，尿路不利，經常小便頻繁，也可飲用三仁湯加以治療。臨床中，急性黃疸型肝炎辨證屬濕重於熱者，慢性肺源性心臟病，流行性感冒屬濕溫範疇的，出現頭痛惡寒，身重疼痛，口淡不渴，面色淡黃，胸悶，午後身熱，脈弦細而濡等症狀時，都可用三仁湯治療。平時如果體內濕氣重，也可以小劑量服用三仁湯，可以去除體內濕氣。

第三章

Chapter Three

從薏仁到紅薏仁

1 紅薏仁和精白薏仁

紅薏仁屬於全穀根莖類，不僅是美容聖品，更是有益人體健康的食材。台灣每年吃掉三千噸薏仁，在過去，薏仁有九成以上從泰國進口，自給率不到一成。從泰國進口的多是白薏仁，但最近台灣吹起一股養生風，紅薏仁成為保健的新寵。很多人以為紅薏仁和白薏仁是不同品種，其實兩者是同根生。

改良紅薏仁品種最有力的台中區農改場告訴我們，薏仁就像稻穀一樣，脫殼後還有一層麩皮，俗稱紅薏仁，精白脫皮後，才是大家常見的白薏仁。麩皮是薏仁最營養的部位，含有豐富的薏苡酯、維生素、B群、纖維值等，可以降低血脂、促進脂肪代謝，台大食品科學研究所也證實紅薏仁有保健效果。

不過，麩皮油脂成分高，如果運送過程中高溫潮濕，較容易引起劣變、發霉，

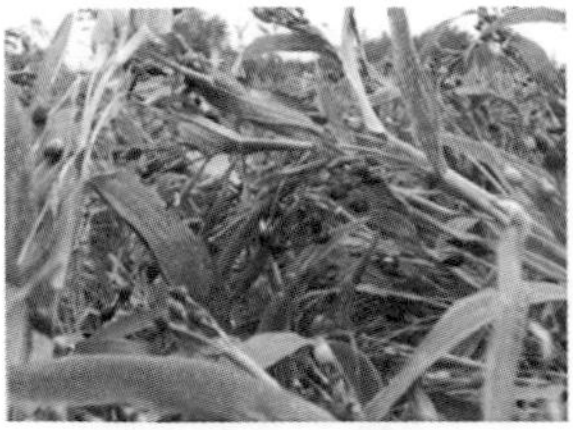

尚未採收的薏仁。

產生黃麴毒素，所以業者多半進口已精白的白薏仁。由於每次進口都是一大批，需要冷藏保存，但是冷藏設備兩坪就要二十萬，有些業者基於成本考量不會投入經費，於是新鮮度大打折扣。福利部時常抽驗市售穀物，有時候會發現進口的紅薏仁含有黃麴毒素。

日常生活中，我們經常弄不清楚什麼是紅薏仁？什麼是精白薏仁？其實它們可以用白米跟糙米來比喻，當薏仁收成的時候，把種皮和外殼去掉，留下麩皮，麩皮的顏色較偏紅，所以我們稱它為「紅薏仁」。在營養價值方面，我根據衛福部的營養資料庫來分析，看到幾個訊息，確實紅薏仁是優於精白的薏仁，例如膳食纖維能促進腸胃蠕動，大概高出了一．五～三．三倍的差距；在維生素B群方面有B3、B6，B6促進蛋白質氧化，B3是和神經有關的菸鹼酸，紅薏仁和精白薏仁差距都在三．二倍以上，因此可以證明，紅薏仁比精白薏仁來得營養價值高。

為了避免大眾誤解或混淆不清，食品藥物管理署規定從二〇一七年1月製造的大麥產品之外包裝，要如實標示原料成分，因此以後小薏仁就會標示成這樣「大麥（小薏仁）」，買錯的機率就會少很多。

2 紅薏仁和一般禾穀類

紅薏仁為禾穀類之一，即所謂的全穀根莖類，生薏仁每一百克約有三百五十～四百大卡，和其它禾穀類比較不同的地方是，它的蛋白質價值比較高，含有蛋白質的量足足高了一些，因此和白米飯比起來，多吃紅薏仁是較營養的。且它的纖維和B群的豐富度，和其它的禾穀類相比，高出非常多，這也就是莊博士和我一直鼓勵大家多吃紅薏仁的原因。

根據衛生福利部食品藥物管理署食品營養成分資料庫的資料顯示，薏仁和其他穀類相比，有較多的蛋白質及脂質，也富含礦物質及維生素，營養價值豐富。以下將紅薏仁的營養資料詳細列出：

● **蛋白質：**薏仁蛋白質含量占籽實乾重的18%，蛋白質含量豐富。分析其蛋白質成分，以麩胺酸（Glutamic acid）、白胺酸（Leucine）的含量最高，在人體所需的必需胺基酸中，除了白胺酸外，其他必需胺基酸，如離胺酸（Lysine），其含量也較一般禾穀類作物（水稻、小麥、大麥及燕麥）高。

● **脂質：**薏仁雖不是油料作物，但薏仁的脂質含量在6～9%，仍較一般穀類高。其脂質多為不飽和脂肪酸，有利於降低心血管疾病的發生，但薏仁品質也因此容易劣變，故品質保鮮相對重要。而薏仁所含的不飽和脂肪酸中，以油酸（Oleic acid，18：1）及亞麻油酸（Linoleic acid，18：2）為主，其中亞麻油酸為人體無法自行合成的必需脂肪酸。

● **礦物質：**礦物質是一些生物必需的化學元素，也是構成人體組織、維持生理機能及代謝平衡的重要元素。薏仁含有許多礦物質元素，含量較多的是鉀、鎂、磷。鉀可以調節身體的酸鹼平衡，參與身體細胞的代謝，維持神經傳導，使心跳規律正常。鎂及磷能保持人體內代謝平衡，主要為調節能量代謝的角色。

● **纖維素：**膳食纖維能促進腸胃蠕動，避免便祕，同時排出腸道中的有害物質，預防大腸癌。飲食當中富含膳食纖維也能防止血糖急劇上升，降低血液中膽固醇含量。薏仁較稻米含更多的膳食纖維，糙薏仁就是紅薏仁的纖維素含量更高，每100克的紅薏仁含6克的膳食纖維，故食用紅薏仁有助人體腸道健康。

● **維生素：**維生素是人體所需的微量營養成分，是人體無法自行產生的有機物質，包括維生素A、維生素B群等。薏仁富含維生素B及維生素E，其中以維生素B群中的菸鹼素含量多。菸鹼素是維生素B群中人體最需要的，可維護消化道、皮膚、神經之健康。而維生素E的抗氧化功能，可防止人體內細胞膜上的多元不飽和脂肪酸及磷脂質被氧化，維持細胞膜的完整性。

3 真假薏仁的分辨

薏仁又稱薏米、薏仁米，我們常見的薏仁有紅薏仁、精白薏仁、大薏仁、小薏仁、薏仁、珍珠薏仁等種類，在顏色、形狀和大小上都不太一樣。您能分辨出真薏仁和假薏仁，以及台灣本土產和國外進口的薏仁嗎？在上一節我們只有比較紅薏仁和精白薏仁。而其他像小薏仁、珍珠薏仁、洋薏仁，又要如何分辨呢？

可以從外觀以及它的烹調方式來比較。我們知道薏仁吃起來是滿有嚼勁的，需要煮三十分鐘左右，看起來像比較小顆的落花生，中間有一點凹陷；大麥則只要煮個十分鐘，非常滑嫩Q彈，比較像綠豆的大小。

簡言之，**紅薏仁、精白薏仁和大薏仁等等，都是真的薏仁；小薏仁、洋薏**

仁和珍珠薏仁等，則是假的薏仁，因為它們其實是精製大麥，都是大麥的俗稱。市售的紅薏仁中，少部分是台灣本土產，主要分布在彰化縣二林鎮、南投縣草屯鎮、台中市大雅區和嘉義縣朴子市等地，其餘大部分是從寮國、泰國和越南等東南亞地區進口；而市售的精白薏仁和大薏仁，以及其他的假薏仁則是從東南亞、歐洲和澳洲等地區進口的。

市售的薏仁各具特色，簡單來說，台灣本土產紅薏仁麩皮顏色紅潤、有光澤且腹溝較深；而進口的紅薏仁麩皮顏色較偏黃褐色，且腹溝較淺。精白薏仁的顏色較白、形狀較圓且腹溝較淺；小薏仁、洋薏仁或珍珠薏仁胚乳形狀較為細長且腹溝較淺。

薏仁加工產品主要有薏仁雪花片、薏仁寶、真珠薏仁露、三寶燕麥、薏仁飲、山藥薏仁高纖豆奶、綠豆薏仁罐頭、薏苡酯膠囊、樂適舒（中藥）和薏而康、薏而美等。選購紅薏仁可以上網向台中改良場詢問和洽購，或向有品牌的薏仁商選購，或到家裡附近有口碑的米店洽購。

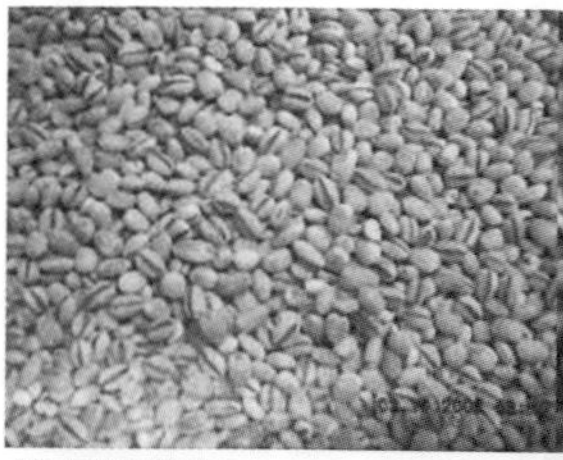

進口紅薏仁。

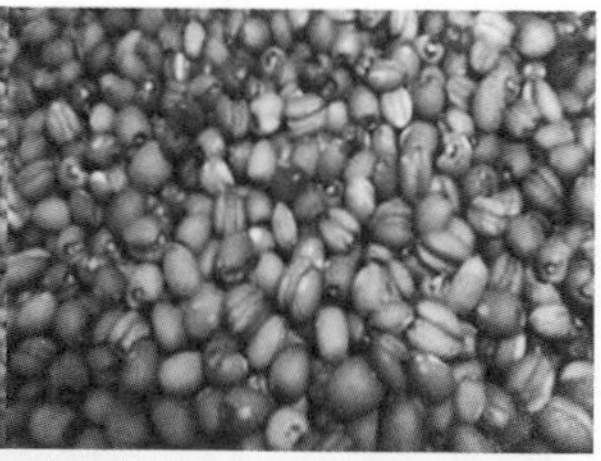

精白薏仁。

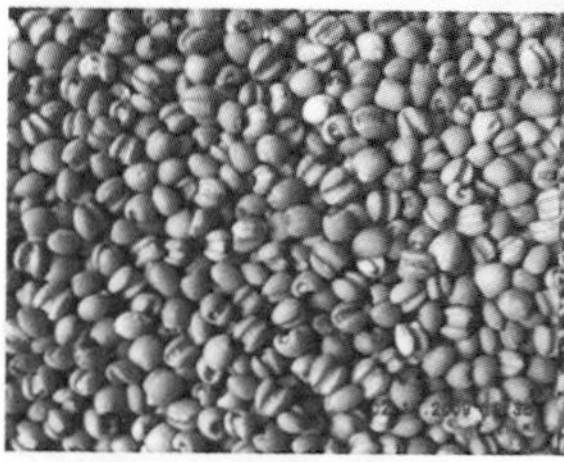

精緻大麥（假薏仁）。

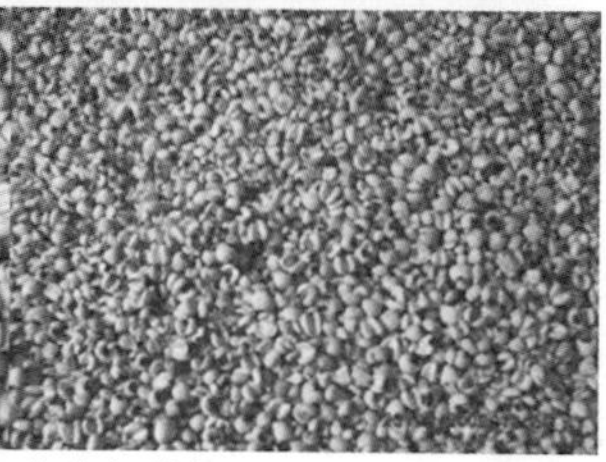

本土紅薏仁。

至於如何煮紅薏仁呢？莊博士建議每天食用三十～一百克的紅薏仁，可以將紅薏仁當作主食，或搭配米飯一塊吃。想煮出香Q的紅薏仁飯，建議將兩杯量杯的紅薏仁洗淨後，加入熱開水，水量大約蓋滿紅薏仁後多半節的手指，先浸泡六小時到八小時左右（可以睡前浸泡隔天早上起床再煮，就不用等待），再放入電鍋內，電鍋外鍋用一杯量杯的熱開水加入，按下開關，煮好即可食用。如果想一次煮多一點，建議可以多煮再將多餘的紅薏仁飯一袋一袋放入冰箱冷藏，每天取一袋蒸熱，即可食用。

4 膳食纖維的好處

膳食纖維是存在於植物性食物中，人體無法消化吸收的多醣類碳水化合物，包括水溶性和非水溶性兩種。

水溶性的膳食纖維進入腸道後，會開始吸附大量的水分而形成膠狀物質，使得體積變大、增加飽足感；還能夠吸附腸道中負責乳化脂肪的膽鹽，這個時候身體為了維持一定的膽鹽濃度，會促使肝臟將膽固醇轉變成膽鹽，這樣就能降低血中膽固醇的含量。而非水溶性膳食纖維雖然不會被消化分解，但會大量吸收水分，使糞便軟化、體積和重量增加，來刺激腸壁產生腸蠕動來促進排便。

膳食纖維的好處很多，一則解便祕，二則還有助於降膽固醇、控血糖、控制體重，三則還是腸道益生菌的食物來源。現一一條列，方便瞭解。

- **控制血糖：**根據研究，膳食纖維可以在人體的腸道中包覆住醣類，使得食物不會馬上被消化酵素分解吸收，延緩葡萄糖吸收速度，進食後血糖才不會急速上升，有助於糖尿病患者控制血糖。如果每天攝取16克的水溶性膳食纖維，就可以增加腸道激素的分泌，研究證實有助於**控制食慾**和**控制餐後血糖**。
- **控制體重：**我們知道，水溶性膳食纖維吃進體內，吸水後會膨脹，形成凝膠狀的物質，占了胃部的空間，能間接增加飽足感，非常適合減重的患者食用。
- **預防大腸、直腸癌：**非水溶性纖維與水溶性最大的差別在於，它主要的作用是刺激、促進腸胃道蠕動，加速糞便排出，可以縮短糞便在腸胃停留的時間和接觸面積，防止腸道吸收代謝廢物，進一步達到**預防大腸、直腸癌的作用**。
- **降低血脂肪：**體內的膽固醇經過新陳代謝後，會產生「膽酸」，而水溶性纖維可以跟膽酸結合，將膽酸排出體外，防止膽酸經由人體腸肝循環吸收再利用，起了很大的作用，有助於促進膽固醇轉變成膽酸，進一步**降低血脂肪、預防心血管疾病**。

- **腸道益生菌食物來源：**一般來說，人體的免疫系統70％都在腸道裡，只要腸道裡的菌種平衡，人體的免疫力才會好。如果想要改善腸道菌叢，只補充益生菌是不夠的，應該多吃可以讓這些益生菌生長的「益生質（Prebiotics）」。而膳食纖維就是益生菌的食物來源之一，有助於體內益生菌繁殖生長；膳食纖維被腸內菌發酵時所產生的「短鏈脂肪酸」（乙酸、丙酸、丁酸），提供腸道細胞營養。

5 紅薏仁的功效

「吃對食物」是自我健康管理非常重要的一環，莊淑旂博士和我畢生都是在教大家怎樣吃出健康，**以廚房代替藥房，以食補代替藥補**。

根據衛生署的統計，台灣地區二千三百萬人口中，平均每人每年看病十五次；普遍有眼睛容易疲勞痠痛、胃腸脹氣、腰痠背痛、生理期不順、失眠、皮膚長皺紋或老人斑、便祕、血脂、血糖、尿酸偏高等症狀，也容易感冒咳嗽、過敏性鼻炎、氣喘，甚至長肌瘤、罹癌等。

何以我們不愁吃、不愁穿，而且醫藥品和食品加工也很發達，身體不夠健康的人卻有增無減呢？

根據莊淑旂博士的好友台灣大學江文章教授觀察，一般人偏好寒涼、冰冷飲品，油炸、燒烤、辛辣的食物吃太多、喝水過量、加上熬夜、運動量不足等**不當的飲食生活習慣，是現代人病痛多的主因**。平常大家都知道食物的營養要均衡，更要吃對食物——**早餐吃好（營養豐富），中餐吃飽（但不太飽），晚餐吃少不吃更好（清淡），不吃宵夜，每一口要細嚼慢嚥**。

日常飲食中除了要遵循營養均衡的原則外，更要考慮到個人的身體健康狀況以及食物的性味功能，況且三餐的食用時間也會影響食物在體內的消化吸收和代謝路徑。例如漢堡，如果在早餐食用，其能量可有效利用而成活力來源；如果在宵夜食用，則大多數的能量將變成皮下脂肪而導致肥胖；根據自己的身體健康狀況正確地選擇合適的食物，在必要時再搭配食療藥膳或有科學證據的保健食品。

現在的人很容易罹患過敏性鼻炎、氣喘、蕁痳疹、花粉症和異位性皮膚炎，**紅薏仁可以緩解過敏的體質**。根據研究報告，**紅薏仁具有除濕、利尿、利水的保健功效**，而健康的成年人每天總需要水量為每公斤體重三十～四十五毫升，其中實際需要補充的液態水分（喝水量）為每公斤體重十五～二十五毫升。體重六十公斤的健康成年人，每天需要的總水量約兩千毫升（約八杯）；實際上每天大約補充一千至一千兩百毫升液態的水就已足夠。液態的飲水包括白開水、茶水、菜湯、果汁、飲料、牛乳、啤酒、西瓜等水分含量超過85％的飲食物。不過，紅薏仁並非每個人都適合吃，在學理上，絕對安全的食品是不可能存在的，只要其危害性低，就可被接受。

那麼，你可能會想問葡萄柚、紅麴、燕麥、糖、鹽、瘦肉精、紅薏仁等安全嗎？紅薏仁並不是每個人都能吃，因為**紅薏仁會促進子宮收縮，孕婦就必須嚴格避免食用**；不過紅薏仁卻可排除產婦生完小寶貝後產生的惡露和子宮內的生理廢物，而且可以加速產婦產後的復元，也可減輕生理期的經痛，因此紅薏仁被視為「食物一利一害」的最好範例。

總而言之，紅薏仁有如下的功效：

- 能夠抑制癌細胞，所含的維生素B群和纖維素也較完整。
- 可以健脾益胃，《本草綱目》詳實記載薏苡仁，陽明藥也，可以健脾益胃。

●能清熱利濕，紅薏仁可健脾補肺、清熱利濕。《中國藥植物鑑》記載：「（薏仁）治肺水腫，濕性肋膜炎，排尿障礙，慢性胃腸病，慢性潰瘍。」

●可以降低血脂，根據現代藥理研究發現，紅薏仁中的脂肪酸，主要是由油酸及亞麻油酸組成，可以降低我們的血脂。

第四章

Chapter Four

莊淑旂博士和紅薏仁

1 無意中開創的養生飲食革命

西元一九八三年，在日本從事養生預防醫學推廣的莊博士和我討論多時，我們覺得這時候應該將日本紅薏仁優良的品種帶到台灣，在台灣好好的栽培和改良，希望提升國人的健康品質。但是要怎麼帶進台灣呢？當時，我們母女倆只是單純的想法，只是想把好東西分享給好朋友，沒有其他的意圖和企圖心，因此決定利用平常返鄉探親的時候，各自攜帶一些紅薏仁品種回台灣。殊不知，我們倆已經靜靜地為台灣創造了飲食革命的開端——把養生聖品移植到台灣。

就這樣陸續好幾回，莊博士和我一小袋一小袋地帶入台灣，累積了一個數量。我們評估自己沒有土地，沒辦法試種，怎麼辦呢？於是紛紛請教親朋好友，有一位熟知台灣農業發展的朋友就指點莊博士和我，可以透過行政院農業委員會，以公家的資源協助種植和改良，因此我們懵懵懂懂地聯絡了農委會，農委會就請我們和台中改良場聯繫，邀請農業的研究員協助試種紅薏仁。

交給台中改良場栽種，把好東西分享給家鄉

費盡千心萬苦，莊博士和我終於聯絡上當時的台中改良場場長謝順景先生，並且透過他的幫忙和研究人員呂阿牛、高德錚、曾勝雄先生等人見面，雙方溝通交流很多次，決定先選擇一塊地來試種。

紅薏仁第一次試種成功時，台中改良場邀請莊博士和我來驗收成果，我回憶那時候莊博士的心情分外激動，因為是她那幾年的心願，當她在日本發現紅薏仁這種穀物，她翻遍中國的傳統醫書和藥書，仔細瞭解紅薏仁的功效和缺點，她當下決定應該把紅薏仁帶給台灣同胞享用，有助於提升健康；甚至，莊博士也把紅薏仁放入她研發的養生食品裡面了。

我曾經問過她：「為什麼不留給自己用，一散播出去不是大家都會種了嗎？」她說：「這是老天爺賜予我們的好東西，本來就要給大家吃的，我們怎

麼可以自私自己獨享呢？何況我們是台灣人，當然要疼惜台灣人的健康，你看我這幾十年的奔波，就是要不停的研發好的方法和東西給我的同胞，做最好的自我健康管理，達到全民健康。」當時，我見她說得神采奕奕，深知這是她的心願，所以我也想方設法助她一臂之力，不論是身為母親的健康信徒，或是她的子女，我都義不容辭要幫她，這是一件造福的事，也是很有意義的事。

當台灣同胞每咬一口紅薏仁，就會記起她無私的奉獻；從引進紅薏仁至今，已經有四十五年了，看到紅薏仁的品種改良得這麼好，而且逐漸成為台灣同胞的養生聖品，相信在天之靈的母親莊博士應該感到非常欣慰才是。

二〇一三年11月26日，我在張榮發基金會大樓舉辦了一場展覽，一方面幫母親莊淑旂博士慶生，二方面幫她做一次自我健康管理的回顧展，我特地邀請當時的農委會台中改良場場長張致盛博士和研究員廖宜倫博士一起參與盛會並做一場精彩的演講。感謝張場長和廖博士以《台灣紅薏仁推廣與展望》為題做了精闢的演說。

台中改良場雜糧股呂阿牛、高德錚、曾勝雄改良紅薏仁的品種

在台中改良場紅薏仁的試種、研發、改良，這一路的辛苦都要感謝雜糧股呂阿牛、高德錚、曾勝雄先生等人的付出，呂先生很早在日治時期就投入薏苡試種，那時候的南投縣地區農民們大多數都是種植水稻和菸葉，因為政府的大力推動，所以農民們逐漸轉種薏苡。當時農村的環境並不富有，耕種水稻尚能養家餬口，如果要轉做其他穀物，必須要有心理準備，可能成功或失敗，所以農家願意把大部分的農田配合試種，也是具有相當革新和冒險的精神。

剛開始，在台灣阿里山找到原生野生薏苡，再經過台中改良場從世界各地找來多品系品種，進行品種改良交配，莊博士和我從日本帶回來的日本紅薏仁就是其中之一，經過完整程序抗旱、抗病、抗草……等馴化工作，從台中選育一號到台中選育五號，每一次選育都要花費三年的時間，過程可說非常艱辛。後來，在西元二〇〇〇年將台中選育五號向國際種源申請命名為「台中一號」通過，台灣薏苡正式可以大面積推廣栽種。而台灣本土種植薏苡根據明朝陳第

的《東番記》記載，當時的台灣已經種植薏苡了，不過始終粗放生長在山野之間，缺乏整體規劃的栽培和管理。而且到了日治時期，台灣山地原住民利用高五至六尺薏苡的果實，搗碎後做粥品或藥用。

根據台中改良場雜糧與特作研究室的紀錄，二○○四到二○一○年栽培技術改良及產品研發如下：

【目標】

- ●高粱、薏苡、蕎麥及小麥等雜糧作物的育種與推廣。
- ●紫錐菊與亞麻品種選育及推廣。
- ●中部地區大豆栽培技術改進與輔導。

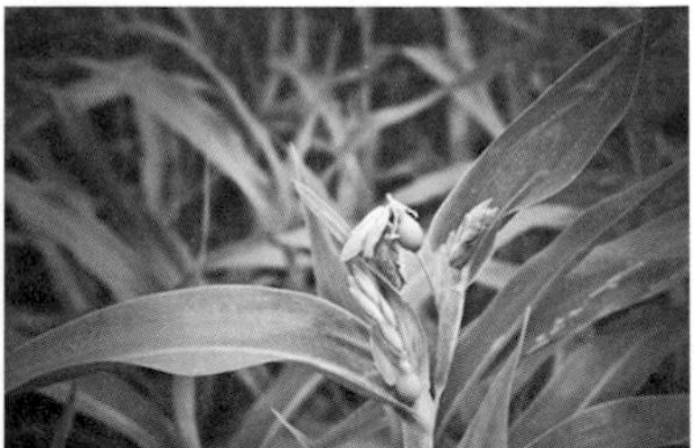

飽滿的薏苡果實，人稱薏珠子。

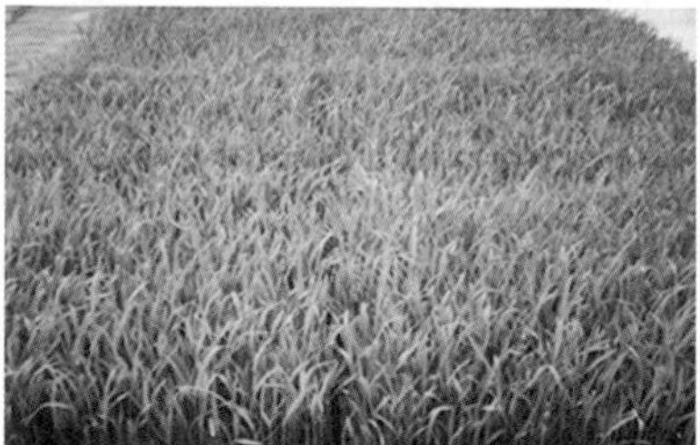

薏苡幼苗。

【試驗項目】

- 釀酒高粱育種及栽培管理方法之研究。
- 薏苡豐產品種育種工作及栽培管理方法之研究。
- 紫錐菊育種栽培管理方法之研究。
- 亞麻育種栽培管理方法之研究。
- 不同筋性、耐濕之豐產小麥品種選育。

【重要研究成果】

育成品種：

- 一九七七年育成雜交高粱台中5號
- 一九八二年育成小麥台中選2號
- 一九九一年育成小麥台中34號
- 一九九二年育成蕎麥台中1號

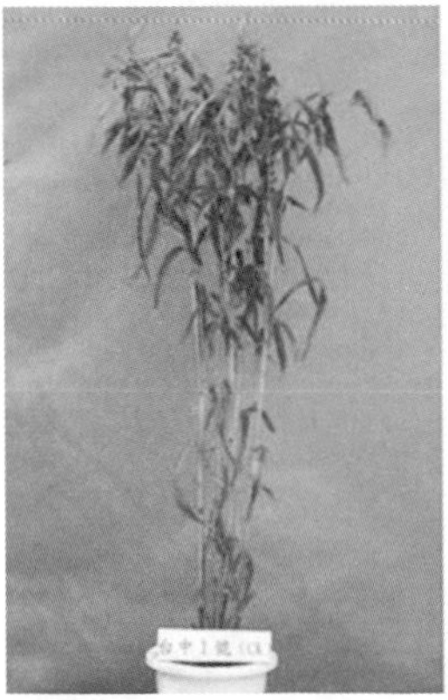

薏苡台中1號。

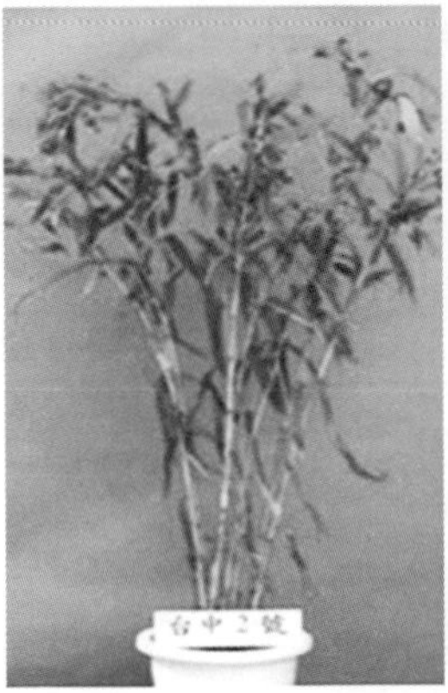

薏苡台中2號。

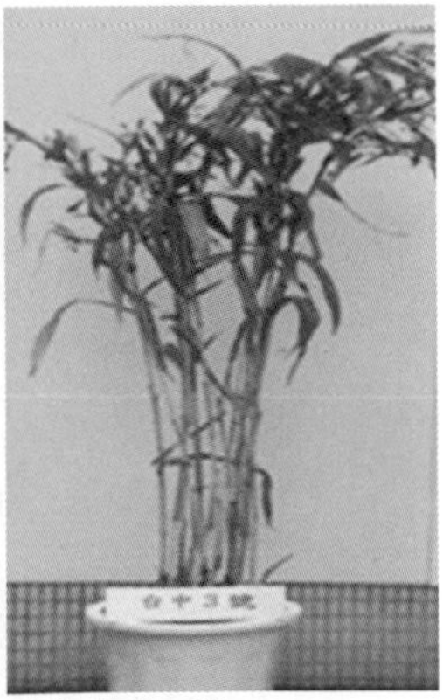

薏苡台中3號。

●一九九五年育成薏苡台中1號
●二〇〇五年育成蕎麥台中2號
●二〇〇六年育成薏苡台中2號
●二〇〇八年育成薏苡台中3號
●二〇〇八年育成蕎麥台中3號
●二〇〇九年育成蕎麥台中5號

栽培技術改良及產品研發

●二〇〇四年為提高薏苡栽培面積，增加農民收益，進行薏仁保健產品生產技術研發，研發出薏仁糙米粉、薏仁綠茶粉、薏仁山藥紅麴脆片等薏珠延年伴手禮等產品。

●二〇〇六年篩選薏苡有機栽培品種為薏苡台中3號及薏苡台中2號，並推廣至南投縣草屯鎮及台中市大雅區。

●二〇〇八年為提高苦蕎麥附加價值，進行蕎麥保健產品生產技術之研發，研發薔花益壽等伴手禮及薔丹納膠囊與紫山薔膠囊產品。

● 二〇一〇年為比較水田移植法及旱田直播法對薏苡產量的影響，研究結果顯示，水田移植法較旱田直播法產量高出10至30%，已將成果推廣至台中市大雅區及南投縣草屯鎮供農民使用。

由上面所述，可見台中改良場仍然繼續研究進行紅薏仁的改良，雖然現在呂阿牛、曾勝雄先生已經過世，但是他們的貢獻和努力卻一直耕植在莊博士和我的心中，特別是呂阿牛先生，每次我去台中改良場，他都不辭辛勞的向我說明和講解，我從他的成果中瞭解他投入紅薏仁栽種和改良的心血有多深，每回看他消瘦的身軀，不禁擔心他的健康，他總是要我放心，他樂在其中，他把每一顆紅薏仁當成心肝寶貝，讓我由衷地佩服和感謝，沒有他和其他研究人員的協助，今天要看到紅薏仁的改良成果是很難的，我感激他們將莊博士和我的心願達成。

如今，很多農民也參與種植和改良，並研發紅薏仁的食品和料理，這是我們所料不及的，雖然是意外，但卻是美麗的意外，要把紅薏仁推廣進每一戶人家的廚房，是莊博士和我的願望，平常莊博士和我都把紅薏仁列入我們三餐的菜單裡，每一口咀嚼紅薏仁，我心中懷念過世的母親莊博士、故友呂阿牛先生、曾勝雄先生，每一個貢獻台灣的身影，都是我感恩的對象。

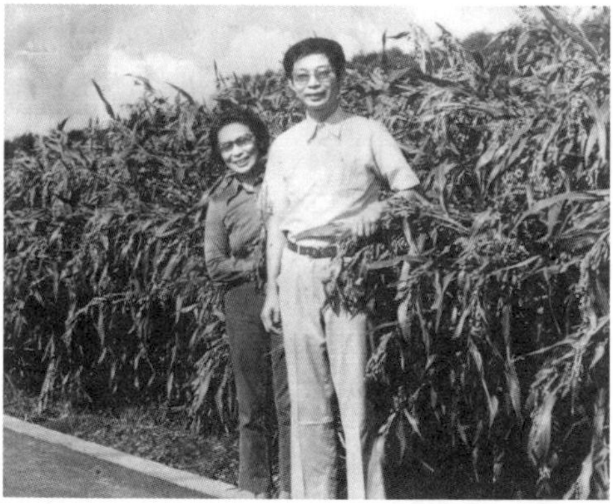
莊淑旂博士和長子莊治國在紅薏仁新品種前留影。

2 江文章教授和紅薏仁的淵源

台灣大學食品科技研究所教授江文章先生是我母親莊淑旂博士的忘年之交，他原本是我赴日留學弟弟的家庭老師，就在應徵過程中和莊博士一見如故，此後莊博士根據江先生的眼疾和個人病痛指點他養生和治療的方法，於是引起江先生對紅薏仁產生了很大的興趣，並且投入紅薏仁養生食品的製作行列，可以說是莊博士的得意門生之一。

莊博士在一九三八年，以薏仁和蘿蔔治癒臥床十九年母親劉烏肉的病痛，於是展開幾十年的薏仁臨床應用研究，並開發多種薏仁加工產品，在日本頗獲好評。一年之後，阿公莊阿炎先生和父親陳右樂先生相繼因大腸癌與肺癌過世，從此她立志從事防癌研究。一九五一年她取得國家中醫師資格，開設「廣和堂診所」、「竟成放射線院」，隨後到日本慶應大學醫學部藥理學研究室，研究減輕癌末患者病痛的方法。

一九六一年她取得醫學博士後，在指導教授和日本大財團的支持下，完成了癌症手術後復發三次以上三萬六千件病例的調查結果，發現罹患癌症的遠因是長期的偏食、錯誤的生活方式，沒有把「今天的疲勞今天消除」。很多癌症患者在接受她的診治之後恢復了健康，甚至延長了壽命，因此莊博士在日本被尊稱為「防癌之母」。

江文章先生認識莊博士是在一九七三年，當時他獲得教育部公費在東京大學留學，經學長介紹到莊博士家當長子的家教，他一踏進莊博士的家門，她就告訴江先生：「你眼睛不好，不能吃大蒜，讀書人眼睛瞎了，有什麼用？」接著，她拿決明子茶給他喝。就這樣，他每天把決明子煮的茶當水喝，大概三個月後就不必點眼藥水了。已經取得博士學位的江教授感謝莊博士的指導，讓他見證——手術後一星期無法放屁、流行性感冒發高燒、贅疣、頑固性濕疹、氣喘、骨折、骨刺、急性肺炎、女性不孕、良性腫瘤、癌症等病症，可透過保健食療

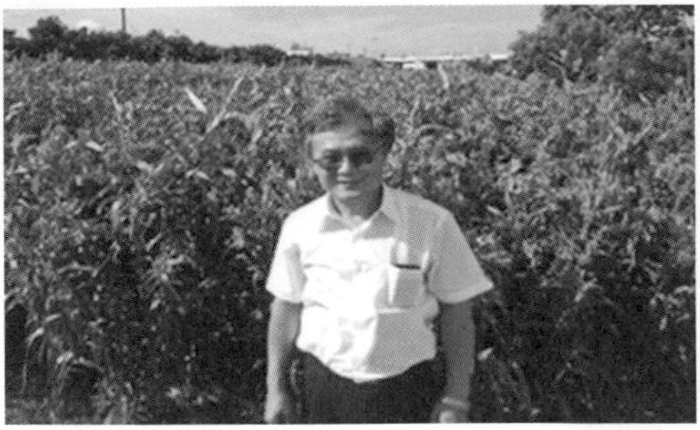

江文章教授不僅研究薏苡，也投入生產薏苡食品。

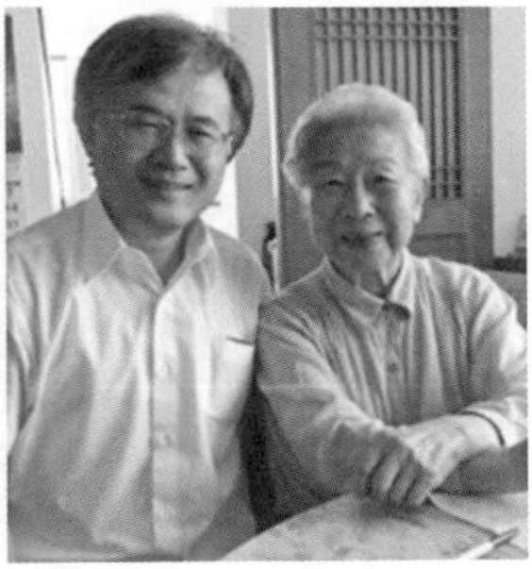

莊淑旂博士〈右〉和江文章教授合照。

加以改善，也讓他能認識了紅薏仁，自此開始追隨莊博士的腳步，延續研究紅薏仁；因為有具體的成效，因而獲頒「保健食品之父」的榮銜。爾後，他除了積極把莊博士的理念落實到產品，造福人群外，更持續推廣莊博士的願望：讓全民吃紅薏仁，使大家更健康美麗。

薏仁能改善過敏性鼻炎，減緩氣喘症狀

江教授去日本東京大學留學兩年後，得了杉花粉導致的過敏性鼻炎。學成返台後，又加上灰塵、機車廢氣、空調冷氣等過敏，症狀更嚴重。每天早上起床打噴嚏、出門要戴口罩，也因此養成上午十時左右到校，晚上十時以後離校的生活作息。

一九九一年，江教授和他的家人又發生兩起過敏引起的疾病。他的小二女兒經常因蕁麻疹而嘴唇腫腫歪歪的，雖然有打針吃藥，但沒有效果。經莊博士診治，暫時不喝牛奶，而且喝了改善過敏體

質的食療後，沒有再復發。另外是江教授本人因過敏性鼻炎、感冒而引起急性肺炎，經名醫診治也再復發，一年半後第三次急性肺炎時，改用莊博士的薏仁保健食品和中藥食療，而逐漸康復。

江教授的研究室與台大醫學院免疫學研究所江伯倫教授和生命科學院生化科技系林璧鳳教授等共同研究下，二十多年來，已發表十多篇碩、博士論文及學術期刊論文。在特異性免疫、非特異性免疫及呼吸道發炎模式等探討中，發現紅薏仁可透過抑制IgE、組織胺和促發炎細胞激素的分泌，平衡Th1/Th2之細胞反應，減緩呼吸道收縮和發炎反應等機制，而發揮改善過敏體質和減緩氣喘症狀的效果。

而在台灣，過敏、氣喘、紅斑性狼瘡等免疫功能異常的疾病有日趨嚴重的趨勢。以氣喘為例，大台北地區學童的發生率：一九七四年1.3％、一九九四年10.8％，到二〇〇四年提高到15％；氣喘的增加亦是由於社會逐漸西化的影響。依照這種增加的趨勢到西元二〇二五年將有45到59％的世界人口有氣喘病，也就是說在未來二十年全世界氣喘人口將急速增加，大約再加十億人。這些氣喘學童絕大部分必須長期服藥，長大後罹患慢性支氣管炎、支氣管擴張、肺氣腫等慢性阻塞性肺疾病的機會大增。過敏性鼻炎的發生率比氣喘高上二至三倍，其後續發展也不容忽視。

薏仁能調節荷爾蒙，輔助醫療效果

現今台灣年輕女性經痛比例高、生育率為全世界最低、子宮肌瘤患者多、乳癌年輕化等等病症，都與荷爾蒙不正常有密切關係。藉由國內外的研究資料整理，發現紅薏仁可以調節荷爾蒙，且有輔助醫療功能。

江教授的實驗室從一九九九年展開，在十五年間，經過人體、動物和細胞實驗結果顯示，薏仁及其活性成分至少具有下列輔助醫療功能：

- 促進腦下腺前葉分葉黃體激素及濾泡刺激素，抑制卵巢顆粒細胞分泌助孕酮和促進卵巢分葉雌激素。
- 刺激排卵效果，可以增加老鼠排卵數目及卵泡大小，此結果可作為使不孕症者可懷孕之部分科學證據。

●抑制雄性素分泌，於改善前列腺腫大、面皰及禿髮症或多囊性卵巢。

●增加離體的子宮收縮頻率，可幫助排除剝落的子宮內膜和汙血，以及生產後之惡露，減少子宮內膜異位、巧克力囊腫和子宮肌瘤等病症發生。

●在高雄醫學大學附設醫院完成一百四十四人乳癌患者的三個月人體試驗發現，薏仁萃取物對乳癌手術後放化療期間的皮膚發炎和彈性的改善有明顯的效果。

●薏仁可改善不易懷孕女性的生育功能。

中央研究院經濟研究所曾經發表跨四十國的研究報告，當中指出：台灣人愈生愈少，總生育率為全世界最低；如果總生育率不提升，到了二〇六一年台灣總人口不足一千八百萬人、老年人口比重達四成一，將面臨人口「又少又老又窮」危機。根據醫學報導，台灣每七對夫妻就有一對夫妻不孕，不少夫妻不敢生、不願生孩子，但也有不少夫妻想生卻生不出來，真的很痛苦。

據估計，人工受孕療程每次約十至十五萬元，平均要做二、三次才能成功。

人工生殖技術除了收費很高，且擔心會生下多胞胎或早產兒外，打促進排卵藥物造成的副作用（如卵巢早衰、類似更年期症狀，較易得乳癌、卵巢癌等）更不容被忽視。

莊博士研發的薏仁加工產品於一九八〇年經過人體試驗發現，對於下視丘障礙所造成無排卵現象的婦女，具有誘發排卵的效果；其活性成分被鑑定為植物固醇類物質。日本畜牧業也曾以含薏仁飼料來加速家畜體況失調的復元，而且發現可提高不妊牛的受胎率。一九八八年莊博士返台後，也把她的薏仁加工產品委託江教授繼續研究並生產。

從一九九九年至今二〇一四年這十五年來薏仁調節荷爾蒙的碩、博士學位論文及學術

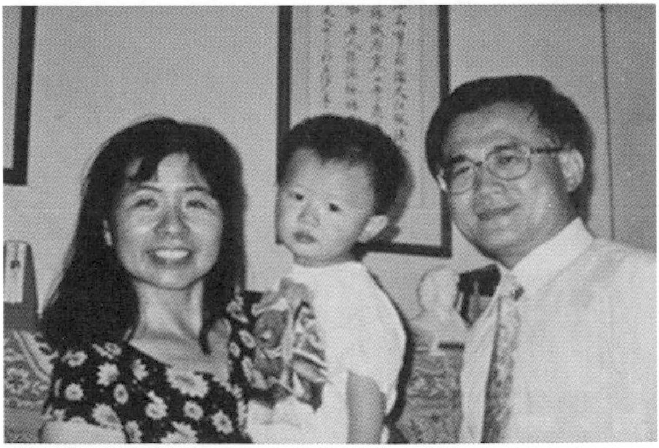

一位8年不易受孕的蕭老師在食用江教授開發的薏仁產品後，成功受孕，次年生下台灣第一位自然生殖成功的寶寶。

期刊學文累計有十五篇，而且至少已使一、二十位以上的不孕者（包括多位人工生殖不易成功者）成功受孕且生下健康嬰兒。這些**薏仁加工產品不只長久食用安全，也不會影響中藥或西藥的作用，且可改善不易懷孕女性的生育功能。**

癌症與薏仁的關係

根據衛福部的統計資料，國人十大死因中，癌症一直居第一位；目前每不到十三分鐘就有一人死於癌症，每不到六分鐘就有一人罹患癌症。這些統計數字充分顯示癌症已對國人生命構成極大威脅。未來會比現在更加嚴重，因為癌症是典型的慢性病：人均壽命愈長，癌症死亡率愈高。

江教授觀察，一般人偏好寒涼、冰冷飲品，且油炸、燒烤、辛辣的食物吃太多，喝水過量，加上熬夜、運動量不足、環境汙染等不當的飲食生活作息，是現代人罹癌多的主要原因，因此**防癌的基本對策就是——每天從飲食生活習慣做全面的改善**，譬如：

- 不要偏食、飲食均衡，適量食用薏仁（但孕婦暫勿食用）。

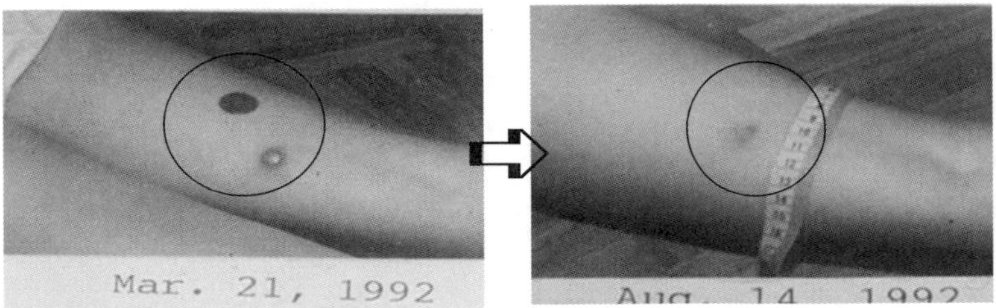

國小學童在吃了 3 個月薏仁加工品後，腿後的肉瘤消失。

●維持理想體重，避免肥胖，適度運動。

●膽固醇不可超過三百毫克，每日總脂肪攝取量不超過每日總熱量的30％。

●多吃天然、清淡的飲食，少吃含糖食物和亞硝酸鹽的肉製品。

●多攝取高纖維質食物，少吃精緻食物。

●多吃富含維生素A、C及E的深黃綠色蔬菜、水果。

●多吃十字花科蔬菜，如包心菜、高麗菜、蘿蔔、花椰菜等。

●少吃醃漬、醃燻，及燒烤的食物。

●少吃辛辣食物，不飲太燙的羹湯。

●少抽菸，少喝酒，不嚼檳榔等。

因為有很多癌症患者在接受莊博士的診治之後就恢復健康，甚至有尊嚴的延長了壽命。莊博士認為在罹癌之前會先出現前癌症狀，例如肉瘤、大腸息肉、乳腺腫、子宮肌瘤，體內器官慢性發炎等，都會導致癌化；在她幾十年臨床觀察中，發現薏仁可以抗發炎、抑制腫瘤和減輕放化療副作用。一九八八年江教授開始跟莊博士合作，把她在日本的臨床經驗和薏仁產品引入台灣做研發。一九九二年江文章教授親自給一位國小學生食用薏仁加工產品三個月後，大腿上的肉瘤消失了！從此以後，他專心投入薏仁的保健機能性研究。

3 薏仁是保健品也是藥品

薏仁抑制腫瘤和減輕放化療副作用的研發始自日本。一九五〇年代中期千葉大學醫學院，其後東京大學藥學院於一九六〇年從薏仁中發現抗癌成分——薏仁酯（Coixenolide），中國大陸康萊特藥廠生產薏仁酯乳化注射劑（其單一產品的銷售額達十億人民幣）。江教授從一九八八年開始踏入此領域，經動物實驗、細胞實驗和人體實驗的結果顯示：

- 薏仁加工品有減輕動物腫瘤重量，提高延命率、抑制腫瘤轉移等功效。
- 薏仁萃取物可抑制人類淋巴瘤細胞及肺癌細胞增生，並誘導其凋亡。
- 在細胞或動物模式下，薏苡萃取物可抑制一些發炎相關蛋白質的產生，可減輕放療後出現的發炎反應並改善惡病質。

●二○一一年至二○一三年兩年期間在高雄醫學大學附設醫院完成一百四十四人乳癌患者，經手術後放化療期間，同時食用薏仁萃取物三個月的人體試驗。臨床實驗結果發現，試驗組比控制組在皮膚發炎和彈性的改善上有明顯的效果，此成果已投稿國外學術期刊。

●糙薏仁可抑制動物大腸癌前期病變，抑制腫瘤組織中發炎相關蛋白質。

●從薏苡籽實各部位萃取物和區分物已純化數十種抑癌和抗發炎的有效成分，江教授已取得一件中華民國專利，四件美國專利，這些專利和技術已完成技轉給一家生醫股份有限公司。

江教授從一九八八年傳承莊博士，研究薏仁二十多年來，得知在禾穀類中薏仁含有最高的蛋白質含量（12～18%）和油脂含量（6～9%），怪不得兩千多年前，神農本草經已把薏仁列為上品、被視為養命藥，所以薏仁是一般食品、保健食品，也是藥品。

從薏仁到福康（仙度康）

一九八三年，母親莊博士和我曾經和台灣大學有關農業方面的教授合作推廣，希望能在台灣生產改良種糙薏米（紅薏仁），我們在南投現山坡地指導原住民種植，試種結果非常成功，並進一步要進入推廣。

為什麼要找山坡地來種糙薏米呢？特別是未開發過的山坡地呢？因為一般農田地大都使用過有機肥料，不適合藥用農產品種植，我們最早就剔除了以水田種植的構想。未開發過的山坡地都是以落葉、動物排泄物等做為肥料，這些都是自然肥，生產出來的薏米才能產生藥效。另外，選好的任何一塊土地，種過一次薏米後，「大地菁華」會被薏米吸收，十年內不能再種，因為再種下去所產生的薏米也不會有養分可言，所以必須換地耕種才行。

因為上述理由，使得改良糙薏米的生產成本很高，我和母親莊博士透過有關管道爭取政府補助，以便降低價格，平價供應給有需要的人。

你或許會想：「莊博士在日本已經委託當地農業學者生產改良種糙薏米，

為何不進口呢？」這是因為我們住在台灣，生活在台灣特定的氣候、土地上，與大自然結合，就必須吃我們住的必方所生產的食物，對我們的身體健康，才會有好處，大家如果從「水土不服」這個概念上去思考，就不難理解莊博士和我的想法了。

對於目前台灣癌症患者或迫切需要吃薏米改善身體狀況的人來說，可以吃「福康（仙度康）」，對身體有很大的幫助。莊博士研發的「福康」是以改良種糙薏米，搭配雞肫內膜加工製成的保健食品，具有抑制癌細胞異常增殖的作用。雞肫內膜是雞的胃裡面內層黃膜的部分，一般在傳統市場裡，大都被丟掉，也很少人去吃它。但是，莊博士告訴我們，雞在戶外吃東西時，常會吃進砂子、碎石、玻璃、鐵釘等異物，雞卻都能消化掉這些東西，可見得雞肫內膜運作功能非常強，所以吃**雞肫內膜，對胃不好的人療效非常好**。

因此，莊博士想出用薏米加上雞肫內膜製成的「福康」，對我們改善身體健康當然好處多多。吃「福康」可以幫助我們的腸胃蠕動，消除腹部脹氣，對呼吸器官也有幫助。每日六包，可以幫助胃不好的人，也可以和季節的蔬菜或果汁一起食用。如果您是屬於肥胖型的體型，一日的份量需要增加到九到十二包。容易暈車的人，可以將「福康」加在粥品食用，並且可以解除內出血引起的疼痛。由於糙薏米（紅薏仁）會抑制胎兒的發育，因此懷孕的婦女不能食用糙薏米和「福康」。

「福康」同時具有補充精力的作用，對於以津液的平衡來改善身體狀況，更有著不可思議的調節作用。其他對於治療濕疹、出疹子、雞眼等症狀具有特殊功效。如果能依照指導方式食用，在本書後面所介紹的許多實例中顯示，「福康」對治療消化系統器官、呼吸系統器官的毛病，以及惡性潰瘍、癌症等病症，都有幫助。

薏仁的妙用

「福康」是由薏米加工研製而成的，要瞭解「福康」，就必須要先認識薏米；大家對「福康」、薏米可能感覺都很陌生，讓我們先來看看什麼是薏米吧！

薏米，在中國過去，我們的老祖宗早已發現了它的妙用，將它不但作為食用，更視為是藥用中不可少的寶貴天然食品。許多藥學文獻上也分別記載了薏米的特徵與功效，這種人類最早期種植的穀物之一，很顯然得已被視為養生與治病的食物，而且也廣受人類的喜愛食用。

在日本，薏米是漢藥方中的寵兒，也是日常生活中常見的保健食品；薏米可說是在當地受到了應有的重視，甚至於還被用來養雞，以提高蛋雞的產卵率。然而，非常遺憾的是，在今日寶島，薏米卻並沒有受到太大的重用，消費者購買的也少，一般人除了拿它來燉排骨、小腸外，對於其他吃法，大都很陌生。這幾年來，學者研究證實，**薏米可以抑制細胞異常發育**，換句話說，薏米對治療癌症有很大的幫助。這種聲音一出現，薏米頓時又熱門起來了。

的確，薏米的營養價值很高，遠超過稻米、小麥等作物，而且含有豐富的蛋白質和脂肪，尤其蛋白質中胺基酸的含量，在穀物中排名第一位。

莊淑旂博士與中國文化大學教授那琦先生以及我本人曾合寫過〈薏苡仁與川穀之本草考察〉一文，試圖就歷代諸家本草及有關文獻，整理出薏苡仁的來龍去脈，以及其藥能。那琦教授並另為文〈漢伏波將軍馬援與薏苡仁〉、〈薏苡、川穀植物來源之釐定〉兩篇，對於薏苡仁的藥性有很清楚的說明。

從這三篇文章中，我們瞭解，按照古書記載，薏苡去殼後的果實部分，就是薏苡仁，也就是目前俗稱的薏米、薏仁。它還有許多其他的名字，在歷代本草上記載的有：解蠡、屋菼、起實、意珠子；還有人稱它為回回米，事實上，薏米與回回米並不相同。

薏米最早出現在本經之中，說明在我國中原一帶，很早就有它的蹤影，例如陶注上說明：「真定縣屬常山郡，近道處處有，多生人家」，這也就指出在魏晉時期的真定縣，也就是今河北省正定縣一帶，當時，已成為薏米著名的產地。由許多古書上的記載可知，薏米在全國各地幾乎都有出產，而且很早就已經被人類利用來治病了。

4 國產改良種糙薏仁

——江文章教授

近年來，隨著生活水準的提高，薏仁不僅是漢藥方的寵兒，也已成為吾人生活中的保健食品。在日本，薏仁被用於養雞飼料，以提高蛋雞的產卵率；也被用於豬牛的青割飼料，以及治療牛的孔嘴腫和脂肪壞血症。

「福康（仙杜康）」，是利用改良種糙薏仁與雞肫內膜所製成的療效食品。許多年前，日本國際家族防癌聯合會會長莊淑旂博士委託日本和光堂株式會社，將改良種糙薏仁泡水後，煮熟成米飯狀再加雞肫內膜，經壓碾成薄片狀後乾燥的方式，利用浸漬水製造開發出「福康」產品。改良種糙薏仁具有慢性消炎、利尿、排膿、鎮痛、消腫及抗腫瘍之作用；雞肫內膜可抑制人體腸內產生氣體，雖然目前尚無完整的醫學證據，但在臨床上已證實福康可改善人體體型，排出體內廢氣，以及預防癌症和抑制癌細胞繁殖之療效。

其療效成分可能與薏仁油脂中含有的薏仁脂（Coixenalide, C38H70O4）或包含棕櫚酸（Palmitic acid, C15H3lCOOH）的脂肪酸混合物有關。因為薏仁脂可抑制老鼠的歐立區氏腹水腫（Ehrlich ascites sarcoma）；含棕櫚酸的脂肪酸混合物可抑制老鼠體內腹水癌細胞的增殖。莊淑旂博士在其《薏仁的健康法》著作中也論述到薏仁的抗癌效果而受到中外學術界的注意與重視。

西元一九八八年，莊博士返國創辦「青峰社會福利事業基金會」，推動老年人健康和福利措施；並於隔年會同日本廣和株式會社，委託台灣大學食品科技研究所研究「福康」之新製法。在莊淑旂博士提供配方和指導下，經過一年的研究，已完成用食品擠壓機，把省產日本松戶改良種糙薏仁和雞肫內膜連續製造成「福康」。其製造流程之主要步驟如下：

(1) 將帶膜改良種糙薏仁磨成粉末後，與雞肫內膜混合均勻。

(2) 使用雙軸擠壓機，連續製造膨發產品。

(3) 將膨發產品粗碎後，裝填真空封罐而成。

此產品將由該基金會從西元一九八九年9月間開始試銷。利用改良種糙薏仁也可製造「女寶（婦寶）」等高級療效食品，先後與世人見面，備受歡迎和愛用。

5

薏仁是這樣的植物

——日本園藝生產研究所所長　農業博士　藤井健雄

薏仁是ZRAMINEAE（禾本科）的植物，雖然是禾本科；但是和稻與麥有所差異。薏仁是一年草本，和稻麥一樣，一粒的種子可以生出十至二十枝的莖，普通會長高一．五公尺至二公尺。

稻麥是在莖的頂端著穗，這一點薏仁就完全不一樣。薏仁是莖長高了，葉子大約生出十葉的時候，夏天就在頂端出穗，不但在頂端生穗，從上面算第三、四枚葉子以上的葉子根部的旁邊都會長穗。在每一處生出的穗數是二至五枝，平常長三支，所以一支薏仁的著穗數是約三百至六百之數。可是一支穗才生一個果實，其餘都是雄花，這一點與稻麥一穗生幾十粒的米或麥粒也有很大的差異。也就是說穗生很多，但各穗才有一粒薏仁。

如果一莖生四百穗，一株如果有十莖，就有四千粒，有二十莖就有薏仁八千粒。每千毫升的容器可以裝四千至五千粒的薏仁，所以每一株的薏仁可收成二千毫升。這不過是一種計算方法，其實薏仁每一莖的頂端的著穗與下面的著穗期是不一樣，同時熟穗期也有所相差。美中不足的是熟穗的薏仁很容易脫殼，也就是說熟米自然會掉落，風吹會掉，收成搬運時，熟米也容易掉落。米、麥就沒有這樣的脫殼性。

因此在穗還不會掉（還沒有熟）以前收割是唯一的方法，然而會有未熟的米混合在裡面，因此要看準時機，雖然會掉落，但是未熟的米也在最少程度時，就是收割的最好時期。收成後晒乾，稍為未熟，但可以吃的米也要收起來，因此一株的收割量大約是〇．五公升。故一千平方公尺的土地只種二千株，其收量是約一千公升，重量是四百公斤至五百公斤的程度。這個收量是連殼在內的數字，把殼脫掉之後的薏仁的實，其量大約是一半。

薏仁的種植

薏仁的原產地是印度、西馬拉雅山區一帶，是古代的作物。熱帶、亞熱帶的亞洲等地種了不少，可是陸續被稻麥取代之後，現在僅在泰國、越南、大陸南部的山間，種植而已。實際的收成量並不很好，改良的效果也不顯著，加上比其他的穀類的收成差，種植率就愈來愈少了。

由於薏仁很容易成長，莖也頗為柔軟，曾經被考慮過用來替代牧草。薏仁耐於潮濕，病害也不多，害蟲只有一種。栽培本身很容易，但薏仁的貯藏偶爾會生穀草蟲。因為沒有病害、蟲害的煩惱，多少潮濕的地方、貧瘠的地方、荒地也會成長的不錯；然而由於收成量不多，所以在足夠的陽光和相當的面積來講，一般的家庭要從事栽培是頗為困難的。

在農民耕作方面，寬一公尺的耕地，以五十公分的間隔來播種，也就是說一公尺才能種兩株。一處下三粒種子當一株來養（一處下一粒也可以，但沒有發芽就糟了）。播種的時期，在台灣來講，入春就可以播種，本來發育旺盛，也很容易成長，肥料少量即可。如果是在菜園收成之後播種，根本不使用肥料就可以發育。如果是新耕之地，肥料的使用量是普通菜園的一半。薏仁發芽很慢，看起來成長不好的，也不必追肥。

普通商店賣的薏仁是脫殼的，播種了也不會發芽。一般的種子行很少賣薏仁的種子，想得到只有一種方法，就是向栽培的朋友分些。〇．一公升大概有四十粒至五十粒，是十五株至二十株的分量，可以播種六平方公尺至八平方公尺之地。播種之後不必去管理，但是在根部多堆一些土，使其不易倒株。

若新芽時，雜草太多要早一點除草。如果成長順利，一株可能有一公升的收成。收割時，如果量大，可把成熟的薏仁從莖割起來，鋪在塑膠布上曬乾（因曬乾後穗會脫落）。完全乾了以後，輕輕的打，「實」很容易便掉落；如果量少，從熟的、變色的穗，順次分幾次摘下來。容易摘也可避免掉落，也不會有未熱的穗混在裡面，收量自然提高。摘下後要扒殼，穗要完全曬乾，在板子上面用麵粉棒子滾壓，殼脫落後，把殼吹走即可。磨粉的話，可以利用咖啡磨碎機。

在貯藏方面，充分晒乾後連殼放入紙箱，翌年可當作種子用，但扒殼的時候不要一下子扒太多，扒殼後的薏仁是比較容易變質的，不利於收藏。

第五章

Chapter Fives

紅薏仁賜予病患健康經驗談

這一章節是莊淑旂博士在日本的病人親身經歷的經驗談，沒有任何廣告目的，只是藉由他們的經歷告訴讀者，適當食用紅薏仁或紅薏仁製作的相關食品是可以改善我們的體質和舒緩病症的。

去看病的時候，我們心裡常常準備了不少問題，可是走出醫院，除了手上拿的藥以外，好像什麼答案也沒有得到。生病總是不舒服的一件事情，病人都希望能趕快好起來，所以除了拿藥以外，還希望知道應多吃什麼食物？而又有哪些食物不應該吃？以及日常生活上應該注意哪些事情？可是在繁忙的醫院裡，除非是醫生已瞭解你日常的飲食習慣，或是你的病症有哪些禁忌，否則在一個上午要看三、四十個病例的情況下，醫生很難也不容易抽空來向病人談到日常生活的保健之道。

下面所介紹的病例，包括病人的自述與莊博士的忠告。這些病例都是莊博士在日本行醫期間，病患自行寫信請求莊博士指導，因此，許多生活細節描述得非常詳細，許多情況都經常發生在你我的身上。莊博士的指導包括日常生活飲食的內容、烹調食物的方法、吃法以及生活習慣上應注意的事項，相信看了之後，對平常食物保健的疑問，必定能迎刃而解。

身體上許多毛病，都是我們自己造成的，例如飲食習慣不好、坐姿不好、運動太少等。既然是自己讓自己生病，就應該用自己的手來治療，用自己的手來預防疾病；從這些病例中，找出接近自己的情況作為參考，從能夠做得到的部分，今天就開始實踐吧！

1 消除胃肌腫（脹氣）

●**患者**：渡邊 安惠（家庭主婦，47歲）

●**症狀**：胃肌腫（脹氣）、肩痛腰痠、容易疲倦

我自童年開始就有畏冷症，到了夏天就四肢無力，手腳都冰冰的，然而臉頰卻有灼熱感。婚後生了小孩，那時候在脖子和腹部長了一塊大約如紅豆大的硬硬的東西，把它切除下來才知道原來是脂肪的硬塊。

不知不覺之間，我經常容易肩痛腰酸，也患了扁桃腺炎；站立工作時愈來愈容易疲倦，有時失眠，也會便祕，腰、腎也不好，也有膀胱發炎的情形，與醫生總是難斷緣。有時幫助外子的事務整理文件時，眼睛也很容易疲勞。

於是，我拜訪了莊博士，在指導中知道「胃脹氣」是主要原因，像這樣的身體狀況，莊博士教我吃福康（仙杜康）一個禮拜，和紅蘿蔔汁配著吃。莊博士還教我「更年期脹氣對策」，飯前一定要充分休息，然後才可以吃飯，她也要我做防癌宇宙操；這些對我神經不安定方面，也有穩定、緩和情緒的作用。

我三餐都以福康當主食。福康、綠豆、干貝摻在一起，前一晚以伊媽鍋（慢燉鍋）煮，翌早就可以吃，很省事；所以我感覺比什麼食物都好。早餐前我做防癌宇宙操，幫助胃的活動力；中午、晚上飯前按摩眼睛與耳朵。出浴時做腰部體操，睡前做足部關節體操。

三個月後，在癌症中心呑胃鏡檢查，知道一切都痊癒了，當時內心在喜悅之餘，感覺好像身體各部分所有的症狀都變好了；一年之後，一切都健康了。

在我的體驗當中，除了福康之外，適合我的狀況的食物有：草決明茶、干貝、豬腰、海藻、牛肝、雞肝等，這些都常吃。飯量是早餐三、中餐二、晚餐一的比例。水分是一天喝七百毫升，其中摻入蓮藕汁或紅蘿蔔汁，每次大約喝一百毫升。

這樣的生活改變，如今快兩年了，體重從五十七公斤降到五十三公斤，腰圍也有所改善，臉上的痘痘沒有了，也可以把自己的健康管理得很好，這些都是莊博士所指導賜予的，我由衷的感謝她。

之後，我常常介紹朋友，可是他們沒有恆心，做了二、三次就停止了，我覺得非常遺憾。幾十年累積下來的身體狀況，想要以二、三次就獲得改善，實在是不可能的事情。一定要把莊博士的指導完全消化，如果還有不清楚的地方，最好直接請教莊博士到完全了解為止；我是這樣想，也是這樣做。

莊博士的話

初見渡邊太太的時候，她的眉毛與頭髮有點脫落，臉頰灼熱，腹部以下卻是冰冷，胃部有脹氣，這些都是營養攝取的方法錯誤所致。所以，要先做腹部的取暖，以及不要造成脹氣，是改善健康的首要條件。

我推薦以「福康（仙度康）」和綠豆來改善身體的狀況，平常攝取合乎體型的食物和生活方式，有恆心的繼續做下去，像這樣把身體狀況改善過來，這是一個很好的實例。

如今，渡邊太太頭髮已經豐潤了，身心都恢復年輕，並且出去做事，在事業上也很活躍，她對人生又重拾起信心，每天生活都感到無比的喜悅。

2 減肥成功

●**患者：**杜 文吉（男性，65歲）
●**症狀：**肥胖、頭痛、流鼻水、拉肚子

我一百六十公分高，七十六公斤體重，由於我身體過於肥胖，每當爬坡時，總是「哈！哈！」喘不過氣來。過了中午就很想睡覺，時常頭痛、流鼻水、拉肚子等，健康總是不如意。求醫都說：「胃稍微下垂，沒有什麼關係；或說運動型心臟，並不是病態，別擔心……。」話雖如此，究竟自己是外行，還是丈二金剛摸不著頭緒。

剛好，這個時候有本雜誌報導，當時的水利會長田畑政治先生談及莊博士的事蹟，故經由他的介紹，與莊博士見了面。

博士說：「這是前癌症狀，體中的荷爾蒙分泌不平衡所致。」她推薦了食物療法，主食是一日量的福康（仙杜康）（每日六包，可分二、三次吃完）、生薑30克，放在牛膽（約100克）上去蒸，蒸整條後放進冰箱保存；高麗菜、紅蘿蔔、白蘿蔔各50克切塊。一日三餐，這些食物當飯吃，一直吃了三年。

另外，還有雞肫、豬肚、紅蘿蔔、蕃薯、薑燒黑，之後煮湯，其他配合一些平常吃的菜。中餐是做便當帶到公司去吃，很奇怪，這樣多的東西做成的福康燴飯，大熱天也不曾壞掉。此外，我還把所吃的菜單記錄下來，請莊博士看，再請她做適度的調整，這是我的食物療法。

由於我的大腿仍是肥胖，不夠結實，配合每天二小時的散步、腹部運動，以足尖走十公尺的走廊，來回走五次。按照博士的指導，切實實踐了三年之後，體重減為六十七公斤，有關健康的煩惱一切消除了。如今臉頰雖然看起來還是豐滿，然而臉色紅潤有光澤，這樣的效果真是沒有想到。

還有一點可以說是不可思議吧！結婚四年，太太並沒有生育，對於想得個一男半女，已經感到失望，可是接受莊博士的指導後第四年，生了個可愛的女孩。可能博士有先見之明，對太太吩咐不要和我一起吃福康。因為希望懷孕的女性，「福康」是不適合的。因此太太是不吃「福康」，不過仍然一起在講習會中學習改善體型的食物療法，我們一家人的健康管理都落在莊博士身上。

雖然莊博士一一親切的指導，但對哪個部分有效，仍然沒有十分瞭解，可是綜合起來，把它當做健康管理的一種體系，那實在太精緻、太有療效，讓人感覺到東洋（漢方）醫學的奧秘之處。

莊博士對我們一家的關心，無微不至，對於女兒的健康也很細心的照顧。以女性來講，初潮是改善身體狀況最好的時期，所以女兒的生前與生後、成長中，都承蒙莊博士細心的指導。

莊博士的話

杜先生的血壓和腹部的體溫都很低，可以說是貧血狀態。他喜飲冷飲，也愛吃甜點，這使胃液的分泌完全停止，是胃炎和胃擴張的原因。胃炎最好的對策是，教他吃福康（仙度康）的燴飯和湯，三餐的量也改為早三、中二、晚一的對比。太太的熱誠協助，功不可沒；不久，杜先生身體狀況就獲得改善，從虛胖變成正常，如今完全恢復健康了。

3

治好腎臟病

●**患者**：西村 健次郎（上班族，男性，39歲）

●**症狀**：腎臟病，精神不佳、體力虛弱

從小時候腎臟就不太好，臉色青白，精神睏倦。小學四年級的時候，休學三個月；高中一年級的時候，患了慢性腎炎住院，休學了一年。雖然換了幾間醫院，但我的病還是不見治療效果；食物、運動都被限制，於是心臟、胃腸隨之虛弱，慢慢的體力也衰退，生活也變得消極、暗淡，了無生氣。

到了東京的大學生活，也在睏倦中渡過，教授看不過去，把我引薦給莊淑旂博士。莊博士的指導是：適當的進食和運動，酒與刺激性食物攝取量不超過。

夏天游泳、冬天滑雪、溜冰也可以，平常柔軟的體操、散步、拉力圈等運動都要做；過去，這些運動都在被禁止之列，如今能把不能過一般人生活的桎梏解脫掉，內心就已感到高興，真的！從此可以與病魔搏鬥的意志油然而生。

在飲食方面，福康（仙杜康）與豬肚燉湯，福康的份量是每日六包，可分二、三次服用，洗淨的豬肚是體重一公斤對豬肚8克的份量，白蘿蔔與紅蘿蔔絞汁各20克，水10倍，入鍋以中火煮兩個小時後，再以紗布過濾，大概有三、四碗，每天當茶喝。準備這些大約要一小時，煮的時間是兩小時；所以大都在晚上做出次日的份量使用，如今想來倒是認真的花了心血。我們的三餐都靠住宿的歐巴桑，所以與同學吃同樣的東西，對吃或是添加鹽分都沒有限制。

一共喝了八個月，連回鄉時也從未間斷喝福康豬肚湯，有一天莊博士說：「好了，可以不做了。」可是對自己的症狀還沒有充分的自信時，聽了這話，心頭不自禁的湧上了失落感；但是接著一句：「你恢復健康了，你痊癒了。」

這句話把心底的失落感一掃而空。自此以後與朋友旅行、打棒球，盡情的過著快樂的學生生活。

畢業進入社會後，由於過度工作又弄壞了健康，回去故鄉一個月靜養身體，再回復喝「福康」湯，加上體操、散步，小心管理自己的健康，現在站在業務的最前線，每天過著繁忙的日子。

莊博士的話

西村先生本來是很正常的體型，然而因後天性的神經不安定，使身體變成了虛弱的體型。臉色不好、聲音無力、下肢軟弱，連站立都沒有力氣。腹部的脹氣使肚皮挺漲，好在他很熱誠的實踐我的指導而完全康復了。沒有嚴格管制他的體力和鹽分的限制，是因為不讓他有消極的思想。如果盡是要他休息，恐怕會得到反效果而變成緊張。

4 治好膽結石、綠內障

●**患者**：平松 世紀子（學生，女性，26歲）
●**症狀**：膽結石、青光眼

17歲時，眼睛疼痛，眼科醫生說：「眼壓高了，可能有青光眼之虞」。之後又腹部疼痛，檢查的結果是膽囊結石，因此休學了一年。復學後，在膽的周圍也時常發生激痛，看書時眼睛容易疲勞，全身無力，就連上學都感覺很勉強。

見到莊博士，是20歲那年的夏天，因為腹部脹氣，博士指導我早餐和中餐要吃肉，晚餐要少吃，以稀飯與青菜為主食，不要吃肉。早餐以前要散步一個小時。一開始博士沒有指導福康（仙杜康）的吃法，後來博士要我在夜間將福康放入熱水瓶，注入滾水，加蓋一個晚上，隔天早上就變成好軟的福康稀飯，這就是我的早餐。

飲食生活或散步，開始時不太習慣，經過家人的鼓勵，花了很多時間才習慣。即便如此還是實踐了博士的指導，大概花了一年，慢慢的膽囊的疼痛消除了，眼睛的充血也好了。以前念書要使用辭典時，或是看鋼琴的五線譜，都不是件容易的事，可是眼睛痊癒之後，一切駕輕就熟，對自己的健康有了自信，身心回復快樂，這種感覺實在太棒了。

22歲那一年，我還單獨去了趟歐洲旅行，這完全是莊博士的功勞，真的很感謝她。現在還是實踐她的指導，同時也愛用福康。只要加了熱湯加蓋兩分鐘就可使用，太方便了，有時候加了些奶油吃。爺爺把福康與黑砂糖攪和就吃，不加開水。像這樣，我們一家都是福康的愛用者。

莊博士的話

平松小姐當時眼睛充血，有散光，眼睛不容易張開，看書都覺得很勉強。聽取了她的飲食生活，知道她家蕃茄醬、沙拉醬、胡椒、辣椒，都經常準備在桌上，吃飯的時候，把這些香辛料加在菜上面吃。這樣的吃法，會使食物不完全消化而滋生脹氣，把體內的營養破壞，對眼睛有不良效果。

所以，我建議她把飲食生活改善，同時介紹她吃能夠促進代謝的福康。尤其是在生理期時，以每次兩包福康的分量，用十二倍的水稀煮加黑砂糖（白砂糖不可，紅砂糖可以），再加一點白蘭地酒，可以清除鬱血，也消除生理痛與睏倦。不限於平松小姐，身為女性諸位都可以試一試，很有效果！

5

改善過敏體質

●**患者**：西村 雪（女性，75歲）
●**症狀**：眼睛過敏、紅腫，尿色濃

可能是在廣島遭受兩次的放射能，導致甲狀腺腫與神經痛，這兩種病痛讓我長期受到煎熬。在醫院做長期治療的同時，我還做收音機體操、散步和慢跑。每天早晨四點半起床，我到附近的代代木公園跑步。就在某年的春天，在公園散步的莊博士，把我叫住了。

「你的眼睛有異常喔……」。

這是天氣寒冷時一種慢性的疾病，我已經得了好多年了，左邊的眼睛紅腫，而導致跑步時變成閉上了一隻眼睛。據博士的判斷是過敏性所致的病，所以她推薦吃福康（仙杜康），就可以得到療效。

二合的紅豆（一星期分量）煮熟放進冰箱冷藏以便備用。每天以適量的紅豆混合「福康」粉煮至爛熟，大約一個飯碗的量，配青菜、干貝、酸梅一個，這是中餐，這樣就夠飽了。

從前喜歡吃甜食，所以很容易肥胖，不得不減肥。最近開始吃「福康」，很自然的不太喜歡甜食，早餐、晚餐都照平常的吃法，但是目前體重都不會增加。

按照博士指導的方法去做，眼睛的紅腫也變好了：然而幾天前旅行時，忽然眼睛癢了……「啊！秋天來了，今年的紅腫仍然要來找我。」我感到很沮喪，回家後馬上吃了「福康」，說也奇怪，眼睛之癢又停止了。尤其甲狀腺腫，也不知道是不是心理作用，好像小了。

總之，我感覺到身體狀況正在改善了，以前時常汗流浹背，尿的排泄狀況也不太好，尿色很濃，時常脹氣，也常便祕，這些都在不知不覺間完全好了。「福康」使我的健康一切順利了，真希望從此都像這樣，不知道有多好。

莊博士的話

西村女士本來就靠自己的努力生活，「福康」也很快就使用了。她還有一個好處，就是對水分的限制非常認真。「肥滿型，虛肉」的體型，不吃冷食，體重一公斤限制為十五毫升，把體重不足的熱量提升，使代謝變快，幫助把老廢物去除，是能夠改善身體的基本原因。

6 消除子宮頸肌腫

● **患者**：栗木 黛子（女性，39歲）
● **症狀**：子宮頸肌腫

我喝「福康（仙度康）」汁大概有九個月的時間，由於子宮頸肌腫的關係，請莊博士指導，同時開始吃「福康」。半年後再去檢查，子宮頸肌腫已經痊癒了。雖然心安了，但是為預防再發生病變，因此還繼續吃「福康」，並在生理期間另外加上了黑糖和威士忌，當茶喝。

生了女兒之後，擔心嬰兒的黃疸久久不見好，所以試用了「福康」汁，幾天之後發生了療效，「福康」之效果令人敬佩。寒冷時，女兒鼻涕流不停，用「福康」汁加蜂蜜，也見了效果，「福康」變成了女兒最好的保健藥物，如果身體不適時總是給她喝「福康」汁，都在不知不覺間好了。

三個孩子生下來後，我的保育方法都是在身體有異常時，就以漢藥或是食療法給予治療。食療的字義就是要注意每天所吃的食物，這是最重要的事。在生活中保持身體的平衡，才是完全的治療法。但在緊張的生活中，只憑漢方的原則，來尋覓健康之道，是有困難。無論如何要靠意志力來實踐，才會有明顯的效果。像我常為工作的繁忙而變成不規則的生活，所以常常不做飯，「福康」也兩三天忘記喝等等。

莊博士的話

一般來說，「福康」有抑制細胞異常發育的效果，子宮頸肌腫時，每餐用兩包的「福康」煮熟當主食，頗有療效，過敏性鼻炎或肥厚性鼻炎，每日用六包「福康」加八倍的水煮稀飯，再加蜂蜜，就有效果。

7 告別虛弱體質

●患者：高橋 加奈江（女性，家庭主婦，60歲）

●症狀：沒有食慾，貧血，身體虛弱

我原本在死亡的邊緣，是被莊博士救回來的。

戰後自外地復員，經營美容院，可是大概患了極端的自律神經失調症吧？沒有食慾，也因貧血症一天當中有數次的暈厥，眼睛昏迷，老化的面相，無論是誰，一看便有不久就要「回去」的徵兆。

在醫院的精密檢查下，只知道身體中並沒有細菌性的病原體存在，也不知道身體變成如此虛弱的真正原因。我迷糊了，不知道該怎麼辦才好，這個時候，

在沒有其他選擇的餘地下，拜訪了莊博士，這是我44歲那年的夏天。

「你的體力，已經到了90歲的體力階段，所以只靠藥方是治不了的，必須換個新環境，走出生活中的煩惱，也請家人幫助，治療看看，好嗎？」博士這樣指導。

於是與家人商量結束營業，搬到郊外，開始過著療養的生活。

當時，我使用「福康（仙度康）」、腰子與雞頭和家人去釣的香魚、鰻魚，還有天天都要去屠宰場討個豬肚（胃）、生的鮑魚、枸杞葉，一天二十四小時，又煎又蒸，雖然弄得我睏倦又疲乏，還要做那藥物兼食療的食品，但是我咬緊牙關，堅持下去；我只有一個願望：我要活下去。所以不好喝、不敢喝，都不能講，專心一致的療養了三年，才慢慢的恢復了一般人的生活方式。

為應付房屋的改建，稍微動了一下筋骨，我又暈倒了；在耳鼻科的診斷下，我的自律神經的平衡有障礙，治療了二年。可能是長期吃藥的關係吧，又吃不下東西了，在沒有食慾的情況下，又去拜訪莊博士請她指導。

當時的食療法是，「福康」加七倍的水，煮一個半小時，煮成稀飯，「福康」與糯米加在一起炒飯、麻油雞湯等，可能比以前體力好的關係；按照這個食療法，這次康復得比較快。

「福康」粥，讓我想起在二十幾歲的時候，有一次手指關節的部分長了水泡又紅腫，當時在中國大陸東北，最大的大連醫院、旅順的大學醫院都治不好，之後一所小診所教我用薏米煎湯當茶喝，這樣喝了兩年半，自然而然的指頭脫了皮，痊癒了。中國古來的薏米療法是多麼有效呀！

我的兒子，也是「福康」療法的體驗者。兩年前從東南亞旅行回來，大概是水土不服，回國後得了濕疹，全身奇癢。莊博士說，如果不去治療，連頭髮也會脫落……等語。小兒趕緊按指導的方法，用「福康」炒到棕色，與決明子茶一起泡著喝，一天之中喝很多的量，這樣慢慢的轉好，二個月之後全好了。

「福康」有這樣神奇的效力，現在我雖然已完全康復了，但是還是經常吃

「福康」粥，當做預防疾病來愛用它。想到自己漫長的療養生活，我以誠摯的心勸失去健康的朋友：健康是要靠自己專心一致的努力，和自己不變的意志力來獲得成果。千萬不要嫌做「福康」粥是麻煩之事，或是無法忍受美食的誘惑的想法，堅強的意志，不斷的努力，才能戰勝病魔。

莊博士的話

高橋女士得的是更年期障害以及自律神經極度的不平衡，這可算是重症；因此，在和她見面的時候，她總是顯得非常虛弱。不過，她的毅力可佩，不但有勇氣結束營業和專心療養的決心，還有很費時又費工的食療，這種不眠不休的實踐力量救了高橋女士。這是自助天助最佳的例證。

年輕時就有「頑固」的水泡，很可能是荷爾蒙代謝出問題。可以用「福康」來慢慢改善身體狀況：女性在生產時，也是將老廢物排出體外的大好時機。

兒子在東南亞熱帶旅行，很容易攝取太多的水分和不規則的食物；加上運動的不足，神經的過度使用等等，水分的代謝起了障礙而變胖，全身的平衡因此崩潰而發生了濕疹，這樣的情形，吃「福康」是很有用的。

8

幫助與癌症纏鬥

●**患者**：大原 繁（男性，59歲）
●**症狀**：睪丸癌，放射治療後身體衰弱

西元一九五三年，我的先生動了睪丸癌之切除手術，發病之初期並無任何自覺症狀，只有在洗澡時發覺有如大豆般的腫瘍，還好發現得早，即時住院開刀，以免誤時延醫而不治。

但是出院不久，彎曲身體躺下時，在胸部感覺有硬塊狀的東西，跑到癌症研究中心診察，檢查結果醫師告知癌細胞轉移到胃與背脊椎之間。前往前治醫院索取癌手術切片的報告書，經醫師的診斷可說是相當惡性的癌症，因當初手

術時沒有同時將下腹部的淋巴腺切除，致成了癌細胞轉移的原因。癌研中心對此事表示相當的驚訝！因此診斷他的生命只能活半年，對轉移後的癌細胞以不動手術為原則，開始使用放射線治療。不知何故，對我的先生的放射線治療有驚人的效果。可是體力的消耗相當激烈，他一天天的消瘦。

此情況愈來愈不妙之下，再經詳細檢查結果才知道，因為時間拖延，癌細胞也轉移到肺裡，醫師宣告只剩下一個月而已。

在這件事稍前，本來就想會見莊博士討教，由報紙的報導得知莊博士的種種治癌秘方，抱著最後一絲希望的心情去拜訪莊博士。莊博士指示食用「福康（仙度康）」、糙米、枸杞、蓮藕、冬瓜和其他藥草，並確實遵照開方食用。

雖被宣判只剩下一個月就歸天的我的先生，遵照指導的方法去做後，漸漸不再消瘦，疼痛也消失，身體沒有繼續衰弱，逐漸恢復健康，也可以輕鬆的心情去上班了，從此以後又恢復了正常的生活。

後來，先生又對莊博士的食物療法連續實行了五年。到現在還對飲食的注意事項，什麼食物可以吃，什麼食物禁吃等等，仍然遵守莊博士的教導實行，對於飲食方面非常謹慎。感謝莊博士救了我的先生。

莊博士的話

大原繁先生的夫人來找我時，詳細說明了她先生的病情，於是我根據大原先生的體質和病況，提供了適當的調理建議，幸好病患願意配合，持之有年，特別是在飲食方面，我常說「廚房即藥房」，適宜的飲食生活是可以改善病情的。

9 與癌共生存

●患者：小澤 雄一（男性，51歲）
●症狀：腦下垂體腺腫

大約六年半前，我的眼睛忽然間視野變狹，看不到外側的影像，在發生此現象之前，在看東西就時常發生雙重影像，或少見了東西，就像喝醉了兩天的樣子。頭暈欲睡是初期顯出的症狀。

到醫院檢查結果，擬似腦下垂體腺腫，動了手術才發現腦的外側膜有如卵大的癌塊，叫做髓膜腫。馬上做二度手術，切除一半，若再切除另一半就有生命的危險，故仍將癌塊保留在腦中。

手術後視野仍然未恢復，而且腦中仍殘留一半的癌組織，在我的心裡頭總覺得忐忑不安。那時我常閱讀莊博士的著作，就前往拜訪請教她。她聽我說完病況後，便說道：「與癌症共存度過這一生」，令我非常地感動，她馬上指導我食療的方法：

⑴「福康」與綠豆混合煮成稀飯。

⑵干貝與玉蜀黍混合煮湯來喝等等。

雖然煮「福康」稀飯很費時，但我的內人做得很好吃，每日三餐在內人鼓勵下很爽口地吃完。除了食療外，莊博士尚教我做宇宙操，用餐時的正確姿勢，食後的休息要領，上廁所應注意事項……我都全部遵照實行。莊博士亦教我使用腹帶，覺得效果非常好。

從此以後到第四年時就不必再用藥劑來補充荷爾蒙的不足，每年定期前往醫院復檢，發現癌組織並沒擴大，亦無轉移的現象，很完美地與癌症共存而生活下去。該院醫師也很驚訝地說：「原擬做第三次手術，怎麼有此奇蹟的事呢？」託莊博士之福，我可以到第一線工作，可以上班了。

莊博士的話

小澤先生得的是髓膜腫，我教他要學習與癌共存，和癌做朋友，「以健康的心情面對癌症」是罹癌的讀者首先要學習的態度，所以小澤先生以食療和做防癌宇宙操雙管齊下，幫助他與癌共生存，可以回到工作崗位過正常的生活了。

第六章

Chapter Six

紅薏仁食補創意料理

紅薏仁飯

降血糖，抗過敏、防癌

紅薏仁的種皮富含「薏仁酯」，能夠利尿強骨、養顏美白、抗過敏、降低血糖、增加免疫力。它還能抑制癌細胞，所含的維生素 B 群和纖維素比較完整。

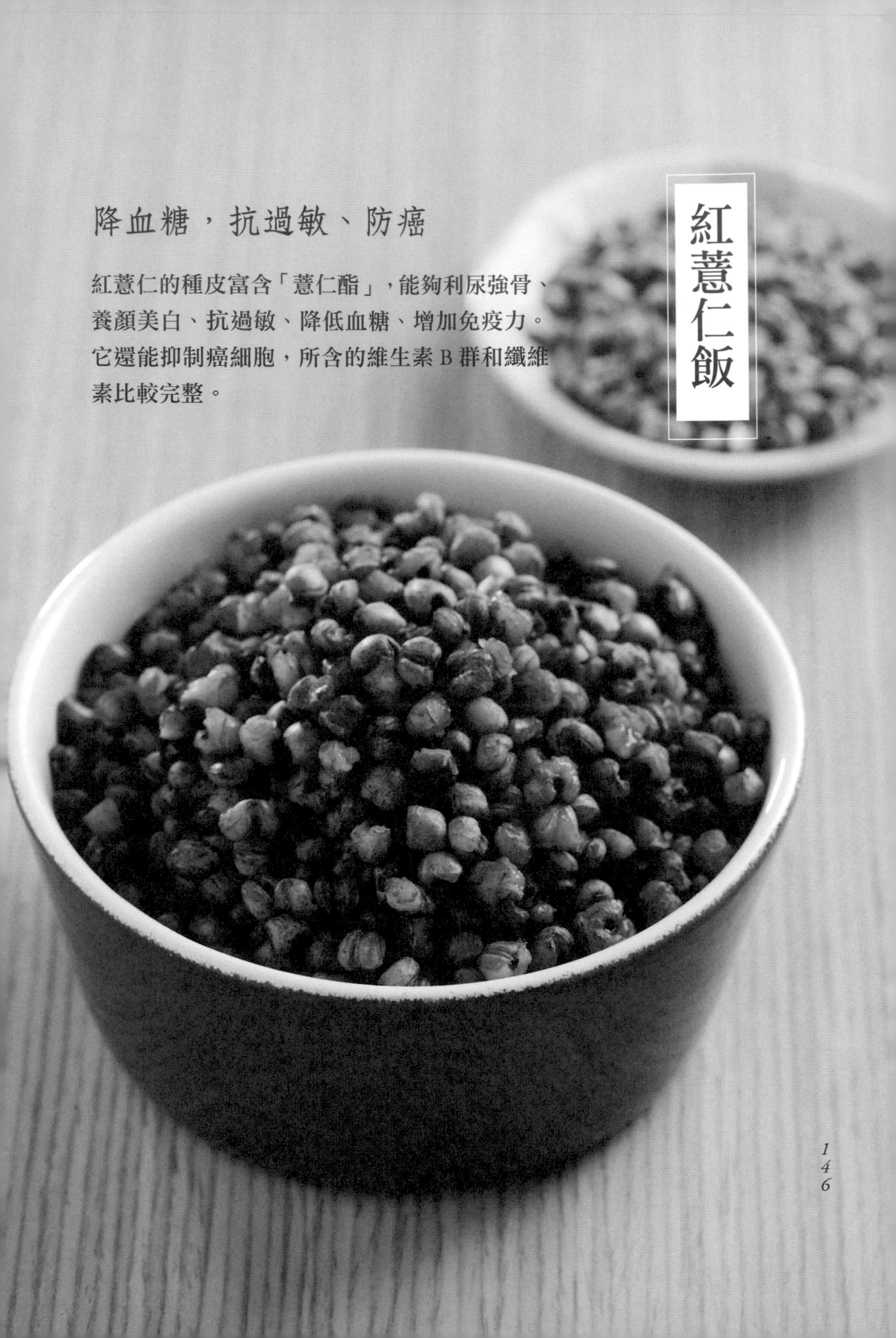

材料

紅薏仁2杯（電鍋的量杯，可事先多煮再放在冰箱備用）、熱開水3杯

做法

❶將紅薏仁先泡熱開水6~8小時。

❷把泡過紅薏仁的水倒掉。

❸再倒入2杯量杯又多一點點的熱開水倒入紅薏仁內，然後照平常用電鍋煮飯的方式煮紅薏仁飯。

TIPS

●因為紅薏仁需要多一點時間浸泡，如果怕麻煩，可以先把煮過一次的紅薏仁分袋放在冰箱冰起來，等退冰再蒸過食用，也可以依照喜愛的口感和其他食材一起料理。

●建議可在睡前將紅薏仁先浸泡，然後隔天睡醒就差不多有6到8小時的浸泡時間，不必苦心等待。

莊老師的貼心叮嚀

紅薏仁就是糙薏仁，是指沒有去殼的薏仁，除了營養成分比白薏仁更多，還含有豐富的膳食纖維。

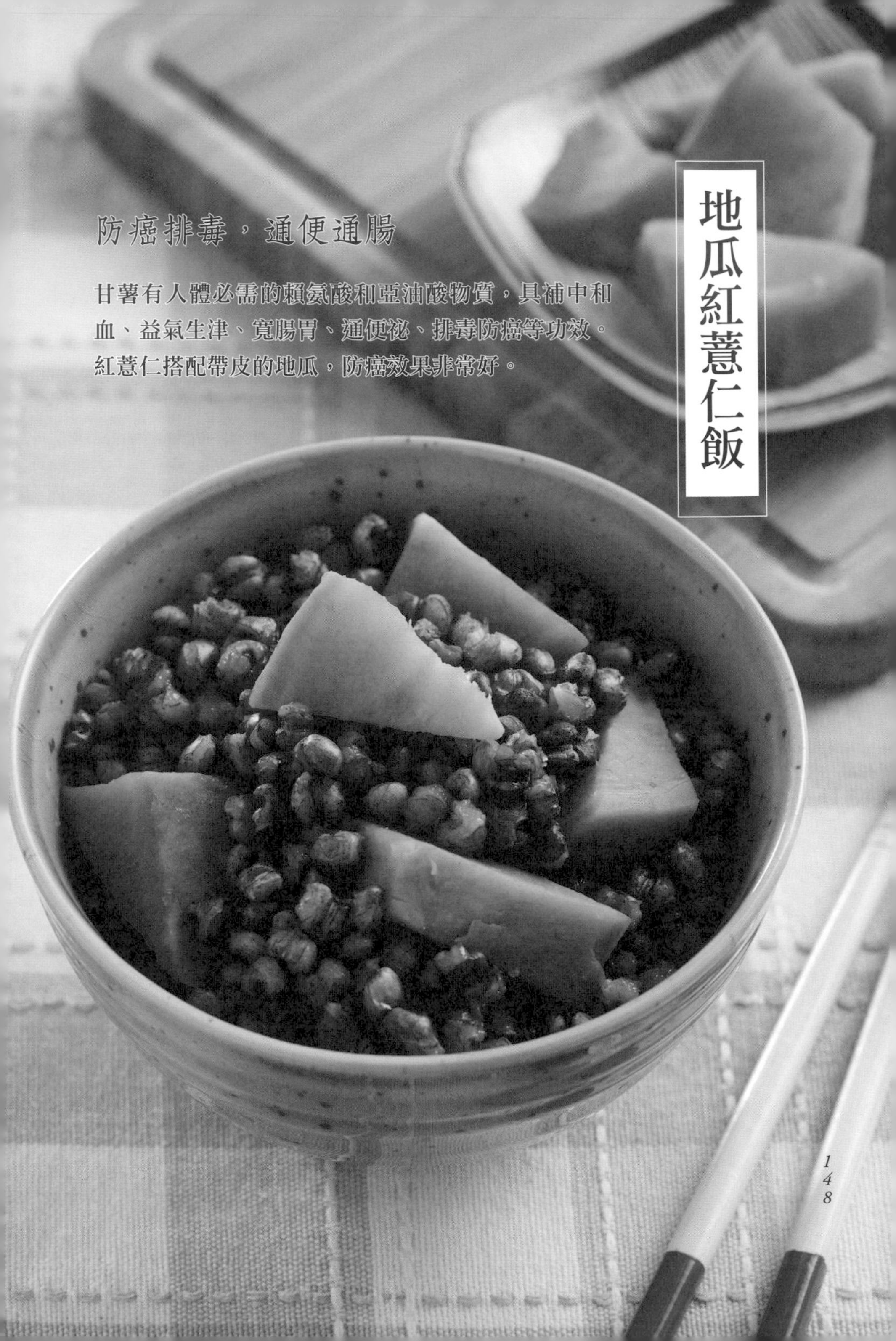

地瓜紅薏仁飯

防癌排毒，通便通腸

甘薯有人體必需的賴氨酸和亞油酸物質，具補中和血、益氣生津、寬腸胃、通便祕、排毒防癌等功效。紅薏仁搭配帶皮的地瓜，防癌效果非常好。

材料

洗淨的帶皮紅心地瓜或黃地瓜適量、紅薏仁2杯（電鍋的量杯）、熱開水3杯

做法

❶將紅薏仁先泡熱開水6～8小時。

❷把泡過紅薏仁的水倒掉，再倒入2杯量杯又多一點點的熱開水，將帶皮的地瓜切小塊放入紅薏仁裡。

❸照平常用電鍋煮飯的方式煮地瓜紅薏仁飯。

TIPS

可以加一點點的海鹽提味，但不要加太多，避免過鹹。

莊老師的貼心叮嚀

吃地瓜請配合自然律例作息，人的新陳代謝率從早上最高到下午就開始減弱，在上午6點半以前吃地瓜，7點以前排便，就能讓小腸吸收地瓜90%以上的功效。地瓜要帶皮吃，因地瓜皮屬鹼性，可以幫助人體調整為鹼性或是中弱酸性，避免疾病產生。地瓜不管烤的、蒸的，帶皮吃最好。

咖哩雞肉紅薏仁飯

解毒排毒，活血補虛，預防大腸癌

咖哩含有薑黃素，可以抑制腫瘤血管生成。雞肉有溫中益氣、健脾胃、活血脈、強筋骨的功效，對營養不良、乏力疲勞、貧血虛弱等有很好的食療作用。

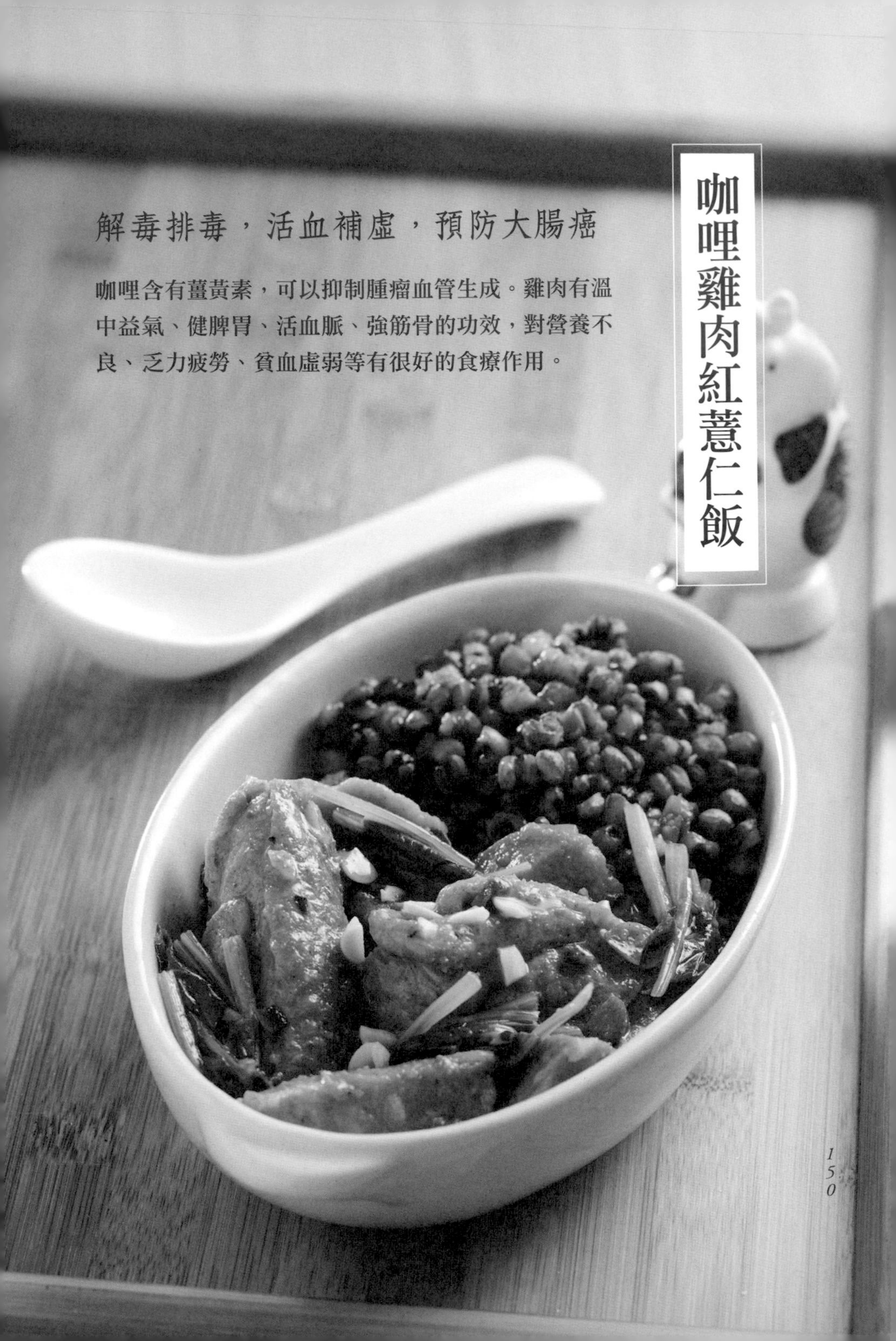

材料

嫩薑片1片、杏仁片1杯、水、雞肉塊適量、紅薏仁2杯（蒸熟）、牛奶1杯、菠菜1把、咖哩粉2大匙、蠔油2大匙、海鹽少許

做法

❶將紅薏仁先用熱開水浸泡6～8小時後，蒸熟備用。將雞肉切小塊、菠菜切段、薑切片備用。

❷起炒鍋，將杏仁片炒香後取出備用。

❸起小平底鍋，放入水，待水滾後再將菠菜汆燙，瀝乾水備用。

❹炒鍋中倒入適量橄欖油，放薑片炒香，並加入蠔油、咖哩粉、牛奶、水拌炒。

❺拌炒好後倒入調理機，再放入做法❷的杏仁片一起打成咖哩醬。

❻起平底鍋，先放雞肉塊乾炒，並加入咖哩醬、汆燙後的菠菜一起拌炒。

❼將紅薏仁飯炒熱，再加入香油2大匙後盛盤，淋上做法❻煮好的咖哩雞肉醬，就大功告成。

TIPS

如果覺得上面工序步驟太多，可採用懶人句的方式：把嫩薑片1片、杏仁片1杯、雞肉塊、牛奶1杯、菠菜1把、咖哩粉2大匙一起烹煮。再覆蓋在煮好的紅薏仁飯上。

莊老師的貼心叮嚀

薏仁含有薏仁酯，也可以抑制口腔內癌細胞的生成，預防口腔癌。菠菜本身含有草酸，先汆燙過後再炒可以去除澀味。

紅薏仁蘿蔔排骨湯

生津止渴，潤肺清熱

白蘿蔔不但富含豐富的維他命C和膳食纖維，和紅薏仁一起熬煮，更能生津止渴，利尿清熱。是一道做法簡單又十分營養的湯品。

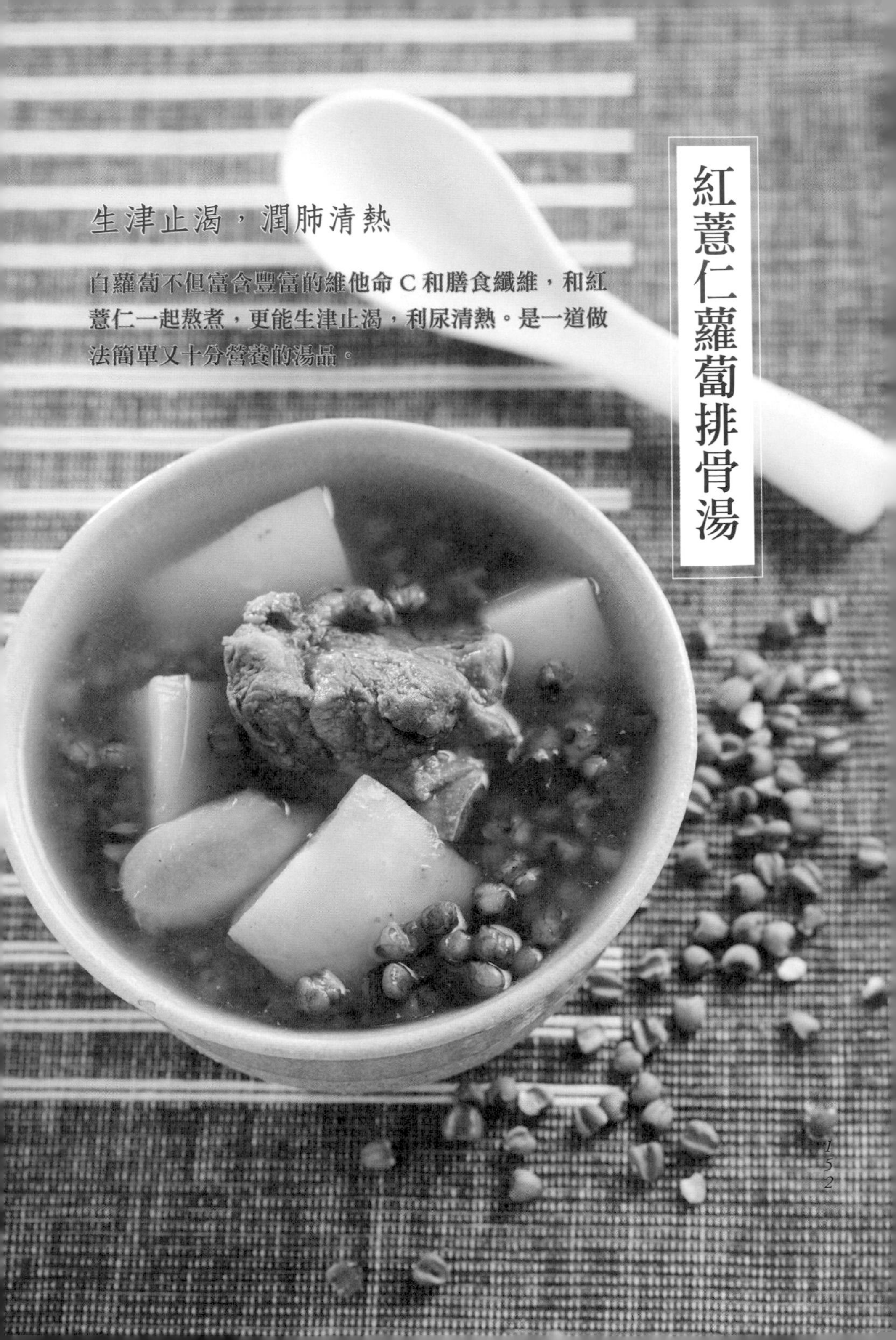

材料

紅薏仁半包煮熟備用、帶皮白蘿蔔1條、排骨300克、薑5片、海鹽少許、白胡椒少許

做法

❶帶皮白蘿蔔切塊，備用。排骨入滾水汆燙，去血水。

❷將汆燙過的排骨同薑片放入鍋裡熬煮5分鐘，撈起備用。

❸白蘿蔔放入鍋內，以小火燉煮30分鐘，再加排骨和紅薏仁煮1小時。

❹上桌前加入適量的海鹽、白胡椒粉。

TIPS

在起鍋前加海鹽可以提味，如喜歡芹菜也可加入，添增香氣。

莊老師的貼心叮嚀

一旦入秋，空氣會漸趨乾燥，秋季的保養以「潤燥」為主。白蘿蔔加上紅薏仁一起熬煮，有加分的效果。

白蘿蔔最好帶皮熬煮，只要清洗乾淨，就能提升營養，煮後的湯頭非常甘甜美味，排骨軟嫩多汁，香味四溢，值得一試。

紅薏仁雞湯

延緩衰老，增強身體免疫力

烏骨雞是雞中珍品，有人稱它是「黑了心的寶貝」。搭配紅薏仁做成湯品，具有延緩衰老、抗誘變、增強身體免疫力的功能，可說是湯中之王。

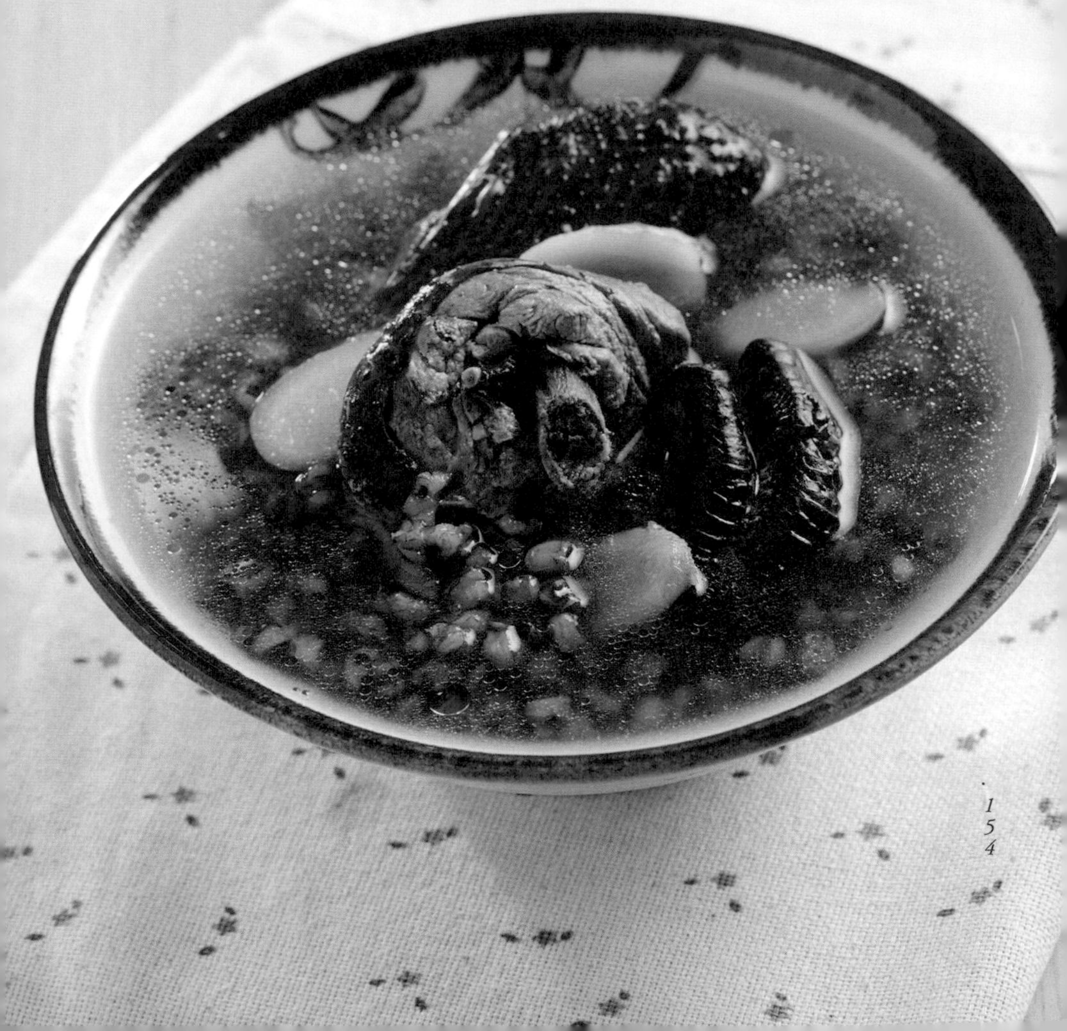

材料

烏骨雞腿2隻切塊、煮熟紅薏仁酌量備用、少許海鹽、薑6片

做法

❶烏骨雞腿洗淨切塊、汆燙去血水，備用。
❷在鍋中放水，將雞腿塊放入。
❸再將紅薏仁、薑片放入鍋內熬煮。
❹盛入碗內前放入少量海鹽提味，即可食用。

TIPS

食用紅薏仁想要久煮不爛，要注意火候，煮太久會容易散掉。紅薏仁可以先泡熱開水2小時後再煮，比較容易煮熟，也不需煮得太久。

紅薏仁大骨蓮藕湯

生津補氣，養血健骨

蓮藕味道甘美，無毒，入心、脾、胃經；豬骨補脾氣、潤腸胃、生津液。所以這一道紅薏仁大骨蓮藕湯可以產生開胃生津補氣，養血健骨安神的效用。

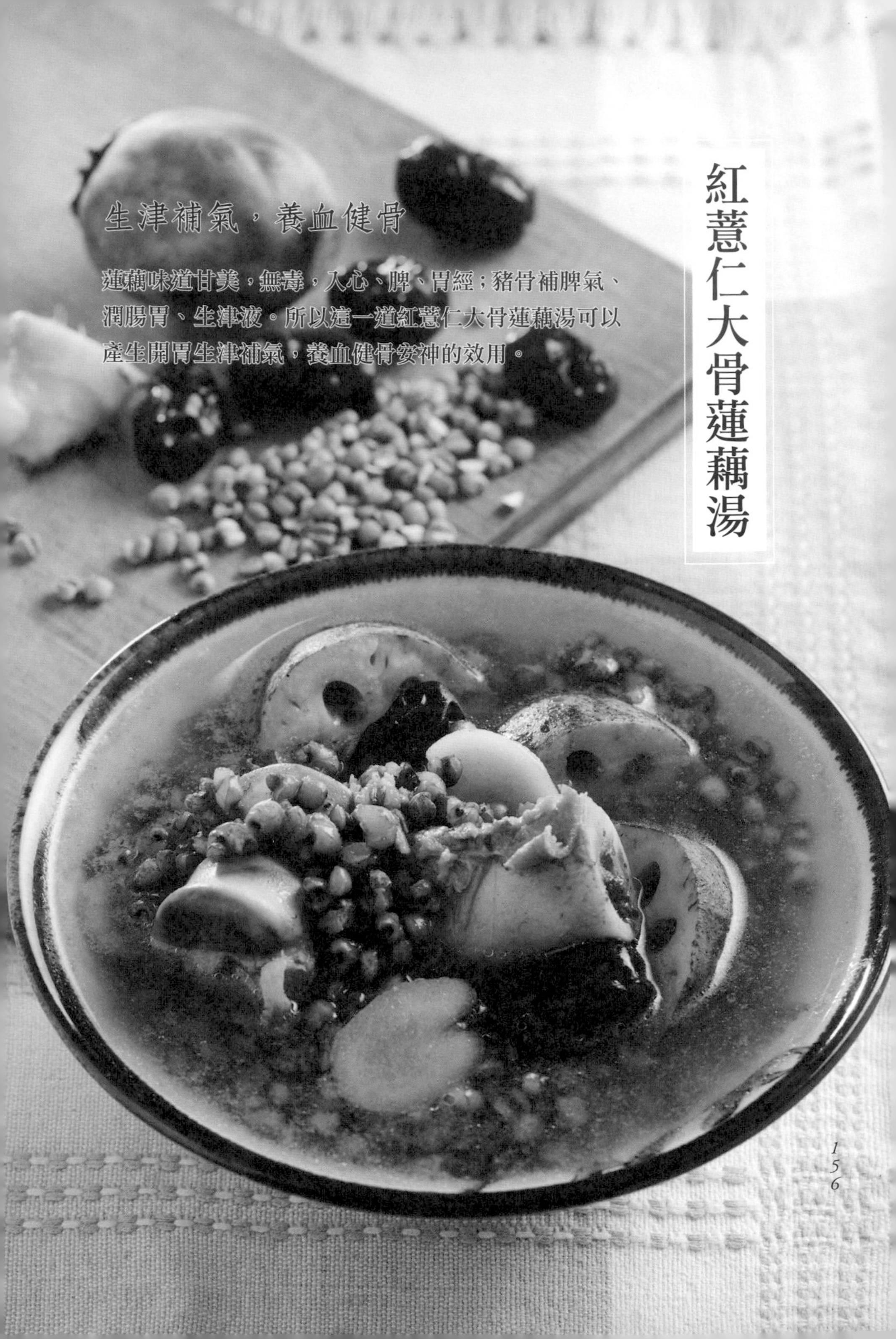

材料

豬大骨一副、蓮藕一條、紅薏仁酌量、紅棗3顆、枸杞酌量、豆漿酌量、蔥少許、薑6片、海鹽適量、米酒2湯匙

做法

❶ 事先用熱開水浸泡紅薏仁6~8小時備用。

❷ 將豬大骨、蓮藕洗淨，蓮藕切段。

❸ 滾開一鍋水，將豬大骨汆燙後撈起。

❹ 豬大骨、切段的蓮藕、其餘所有食材都放入鍋中，熬煮約2小時。

TIPS

如果喜歡吃脆一點的蓮藕，可以等所有食材煮約一小時後再放入。海鹽不必加太多，盡量吃原味，會有一股清甜的口感。

莊老師的貼心叮嚀

不想吃飯的時候，來一碗紅薏仁大骨蓮藕湯食用是很棒的享受，大骨可以補我們的脾氣，溫潤我們的腸胃，而蓮藕具有安神的作用，莊博士平常都鼓勵我們多吃蓮藕。

紅薏仁豬小腸四神湯

減輕血糖，治療便祕，減肥降血脂

四神開脾胃，對抗糖尿病，血糖過多的人，當飯食用可以減輕血糖並能使糖尿病減輕，恢復體能，增進食慾。豬小腸有治療便祕、減肥、降血脂等作用。

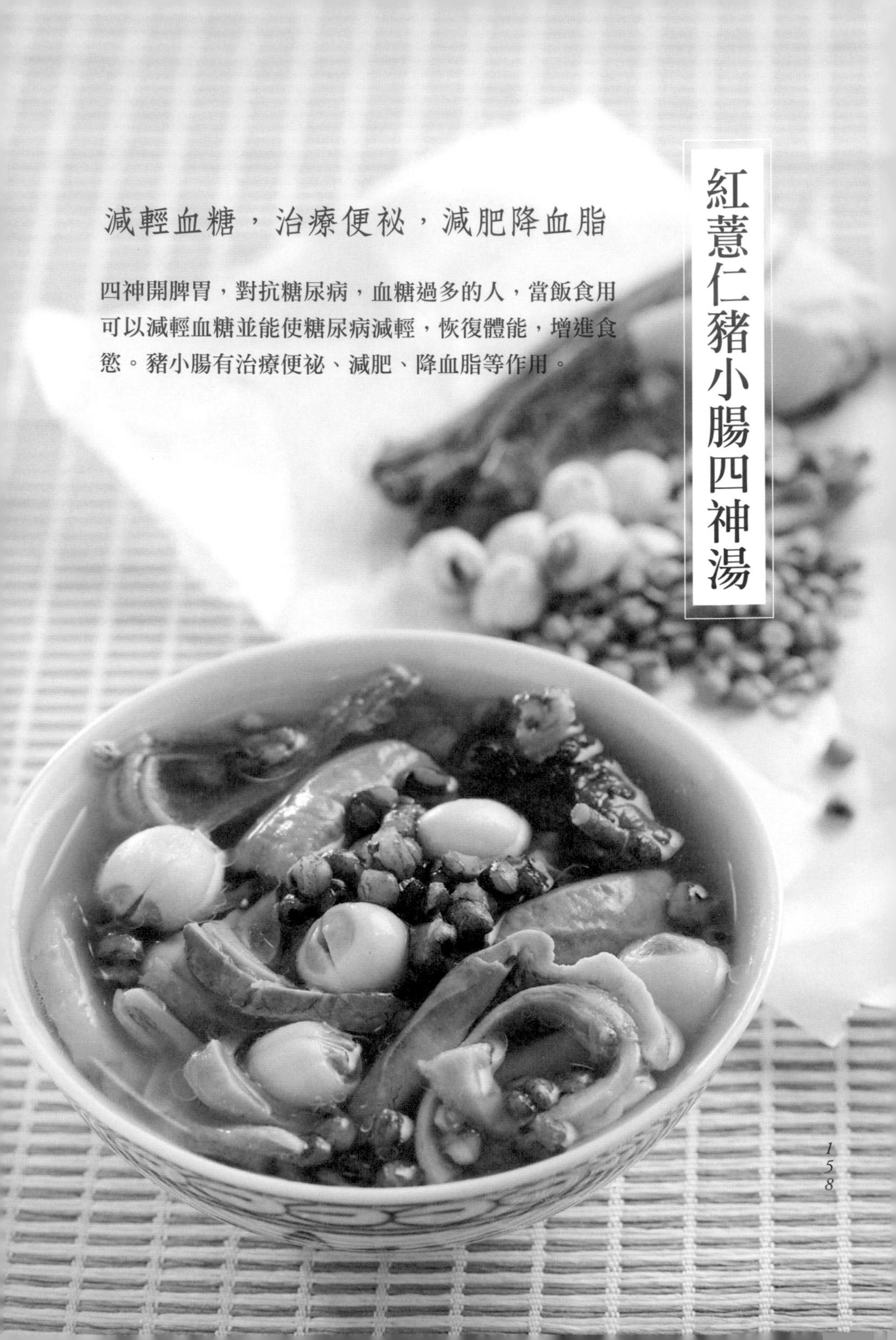

材料

豬小腸一副、紅薏仁酌量（先用熱開水浸泡6小時）、芡實酌量、淮山酌量、生蓮子6顆、大骨高湯酌量、當歸酌量、人蔘鬚酌量、海鹽適量、米酒2湯匙

做法

❶把當歸、人蔘鬚、米酒先浸泡2小時。
❷豬小腸用鹽巴洗淨，氽燙去除腥味，再切成小段備用。
❸將浸泡6小時的紅薏仁、芡實、切小段的豬小腸依序放入高湯煮半小時。
❹再加淮山、生蓮子繼續煮半小時。
❺待鍋內的食材都煮爛後，加入當歸、海鹽、米酒調味即可。

TIPS

紅薏仁需要事先浸泡約6小時，因此烹煮時不必太久，避免流失營養成分。

莊老師的貼心叮嚀

紅薏仁豬小腸四神湯是一道四季都可食用的安神整腸補品，四神宜陸續加入鍋中，才能維持各自的風味。豬小腸營養豐富，含有人體必需的微量元素和礦物質，不過膽固醇含量較高，每100克就含183毫克，血脂偏高者、高膽固醇者不宜食用。

紅薏仁花生豬腳湯

預防冠心病、腦血管病

此款湯品對於坐月子的女性特別有幫助，可緩解產後血虛體弱，有助於催奶；還能預防心血管疾病，也可改善疲勞。

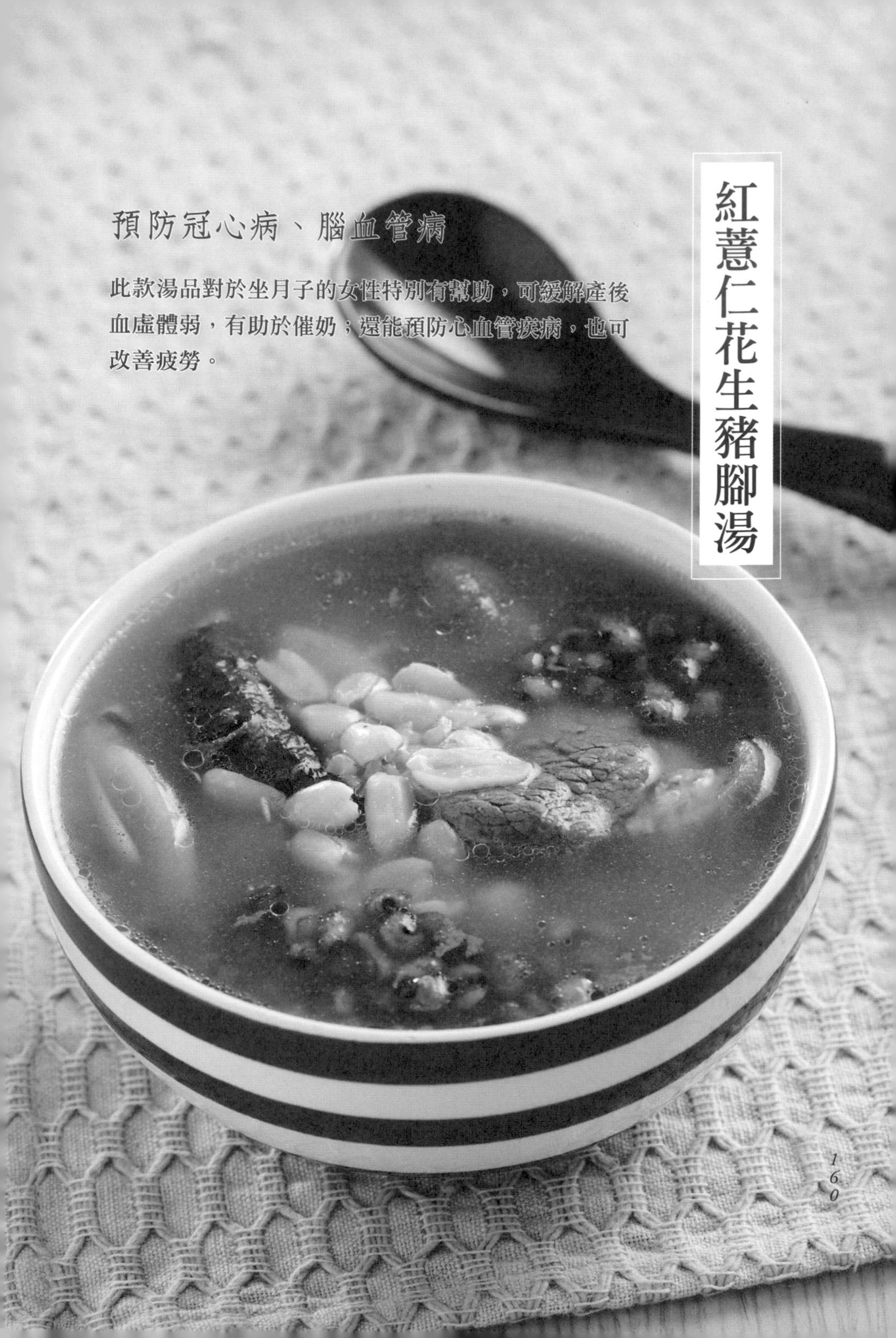

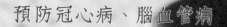

材料

豬腳一副、米酒2湯匙、薑片10片、白胡椒少許、當歸1片、滷包1包、海鹽少許

做法

❶將豬腳放入溫水中，開中火煮到水滾，讓髒的血水都浮出來；再撈起豬腳，用清水沖洗乾淨，豬腳縫隙要特別扒開來洗乾淨，可以用刀背刮一刮豬皮，去角質。

❷花生洗乾淨，汆燙約2分鐘後，再用冷水沖洗一下。

❸滷包放入鍋中，加薑片、米酒、當歸、白胡椒、海鹽，加水蓋過豬腳。

❹蓋上鍋蓋，先用中大火煮，再轉小火，25分鐘後關火。

TIPS

如果用電鍋煮，大約要煮約2.5個小時。豬腳一定要事先汆燙後沖洗乾淨，才不會有腥味。

莊老師的貼心叮嚀

此款湯品的豬腳軟爛容易入口，花生綿密鬆軟，乳白色的湯頭更是清甜好喝，建議大家煮來品嘗兼養生。

紅薏仁鑲胡瓜

加強免疫力，改善虛弱體質

大黃瓜含有多種營養素與維生素，可以促進新陳代謝、柔嫩肌膚，也有抗菌消炎、生津潤喉的作用，平常食用可促進體力恢復，病後常吃可恢復體力。

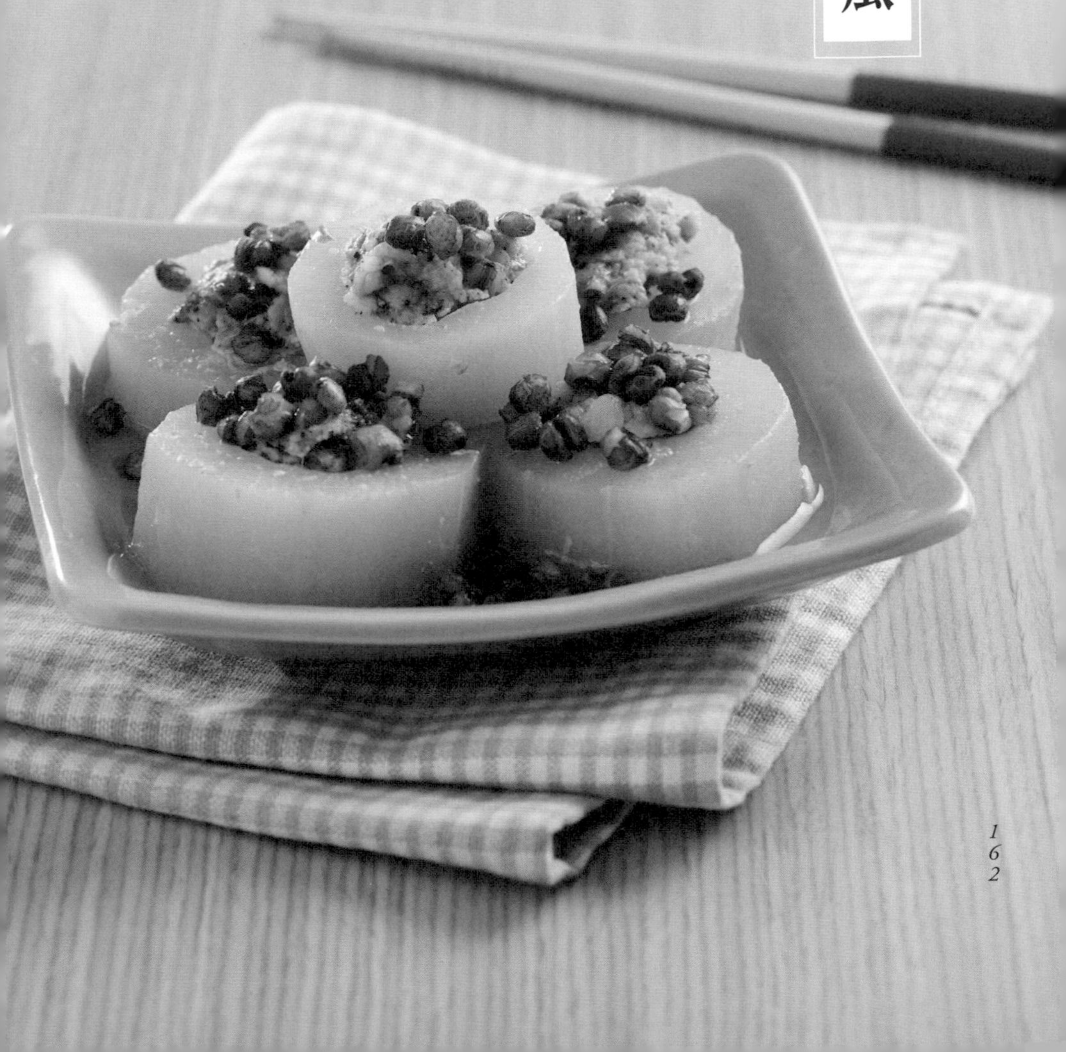

材料

大黃瓜2條、豬絞肉100克、麵粉少許、白胡椒少許、高湯6杯、紅薏仁酌量備用

做法

❶ 大黃瓜去皮、籽，切成約5公分的圓筒狀，備用。紅薏仁先煮熟備用。

❷ 豬絞肉和紅薏仁用海鹽和白胡椒調和後，加上麵粉1湯匙混和攪拌，填入大黃瓜裡面，兩端用麵粉封好。

❸ 將填好絞肉的大黃瓜放在盤子內，加高湯一起蒸。蒸熟就可享用。

TIPS

大黃瓜兩端要用麵粉把絞肉封好，才不會散開。

莊老師的貼心叮嚀

這是一道沒有副作用的強健料理，大黃瓜中含有一種丙醇二酸的成分，有助於抑制醣類物質轉變為脂肪，可減少體脂肪形成，但也會造成氣血虧虛，因此不宜食用過量，特別是老年人、孕婦、體虛或久病的人需謹慎食用。

紅薏仁山藥美容蒸

養顏美容氣色好，降低血脂又安神

山藥具有誘導產生干擾素，可以增強人體免疫力，滋補健身又養顏美容。乾蓮子有防癌抗癌、降血壓、強心安神的作用。紅薏仁則有降低血脂和鍵胃的功能。

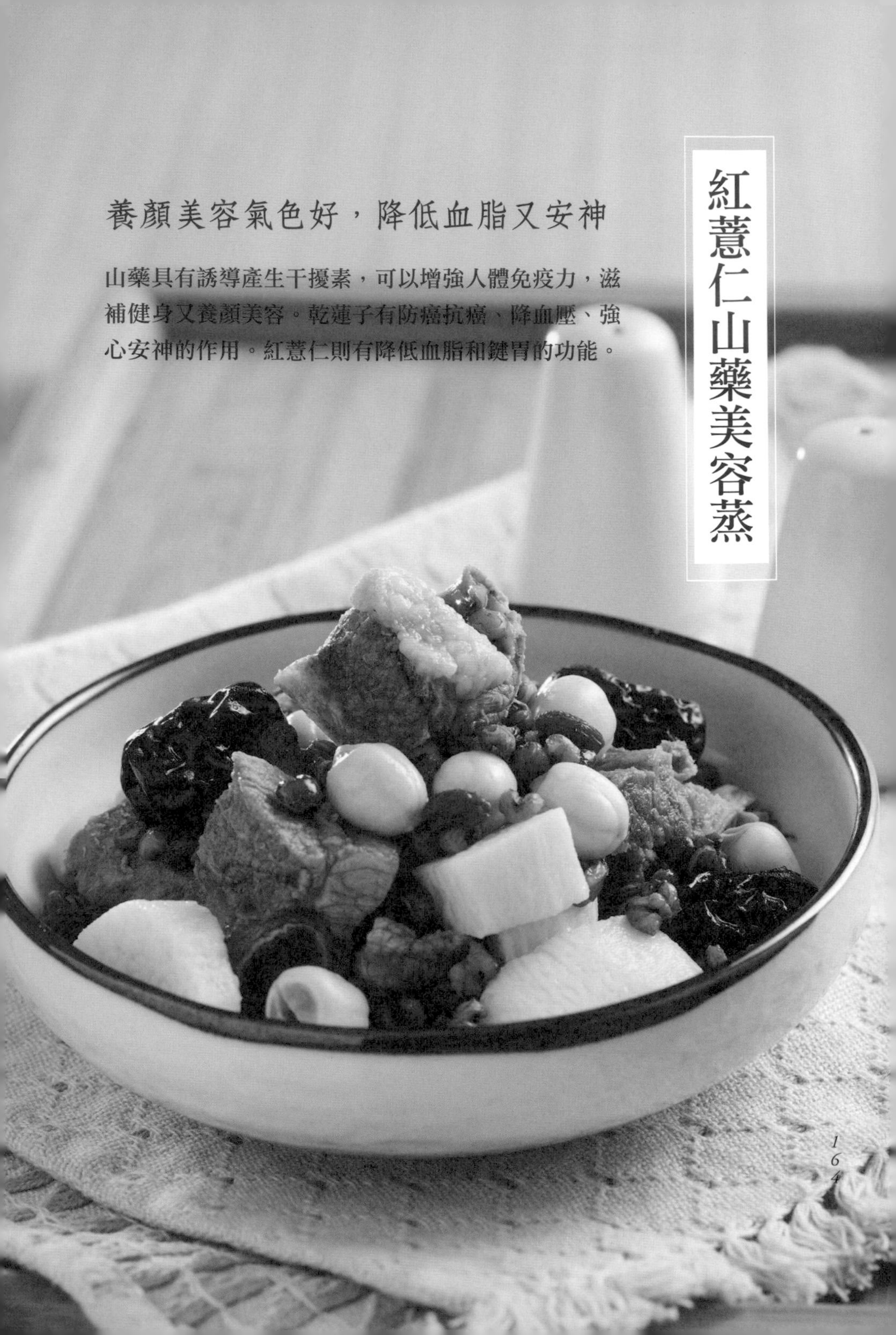

材料

紅薏仁6兩、山藥半斤、乾蓮子6兩、排骨6兩、枸杞少許、紅棗10粒、當歸少許、海鹽少許

做法

❶紅薏仁洗淨泡熱開水4小時後入鍋，加水至7分滿煮20分鐘。

❷加入山藥、乾蓮子、排骨、紅棗、紅薏仁再燉煮30分鐘。

❸將枸杞、當歸、海鹽加入❷，續煮6分鐘即可食用。

TIPS

浸泡冷水會讓乾蓮子不好煮爛，建議改用熱開水汆燙或浸泡，能夠去除苦味，也容易煮軟。

莊老師的貼心叮嚀

山藥是食中之藥，不但可做成保健食品，而且具有調理疾病的藥用價值，時常和枸杞子、桑椹子等這些藥食同源的中藥材做成茶泡飲，可補腎強身，增強抵抗力，產生較好的保健養生功效。

紅薏仁潤餅捲

飲食均衡，幫助潰瘍癒合

豆干的營養僅次於黃豆，但高於豆腐和豆漿，是良好的黃豆加工製品。豆芽菜含有豐富的礦物質和維生素，高麗菜有修復黏膜、幫助潰瘍癒合的效果。

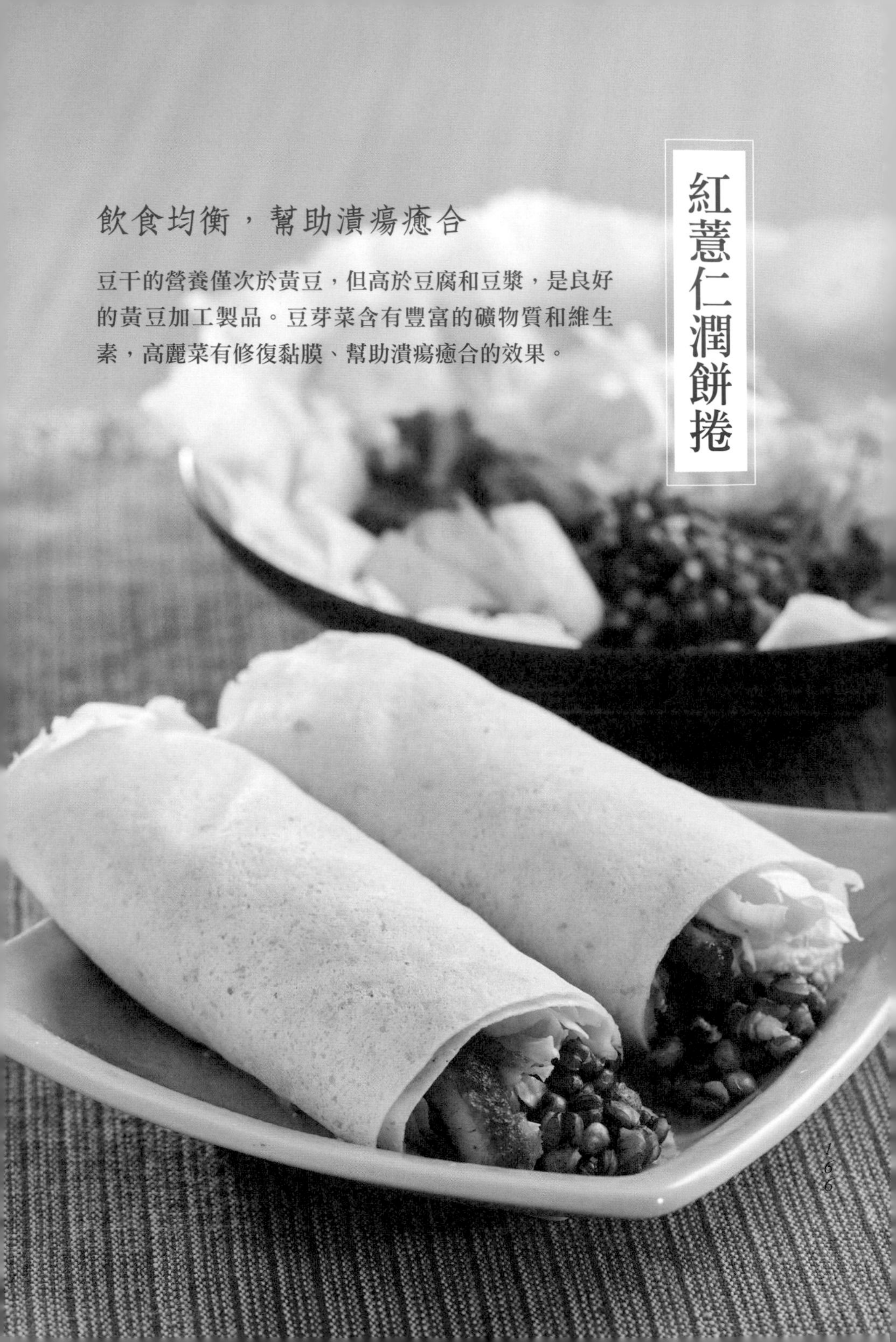

材料

潤餅皮6張、蛋皮（煎蛋皮切細條）酌量、熟豆乾切細條狀酌量、豆芽菜酌量、高麗菜半個切絲、紅燒肉切片、煮熟的紅薏仁酌量備用

做法

❶先將蛋打散做煎蛋皮，然後切成絲備用。

❷將熟豆乾切細條狀備用。將豆芽菜燙熟備用。將高麗菜切絲備用。

❸將潤餅皮攤開，把備好的食材放在餅皮內，再按個人喜好弄成捲狀食用。

TIPS

也可以包入水果和其他蔬菜，以達到營養均衡。

莊老師的貼心叮嚀

莊博士鼓勵全家人一起做潤餅（春捲），可以增進親子感情，又可動手一起做。內餡盡量做到食物均衡，容易偏食的人吃紅薏仁潤餅捲最好不過了。

紅薏仁豬排三明治

滋陰潤燥，益精補血

獨創的紅薏仁豬排三明治主要是為了吸引小朋友食用，小朋友多吃紅薏仁，可以增加免疫力，且豬排具有滋陰潤燥、益精補血的功效，適宜於氣血不足者。

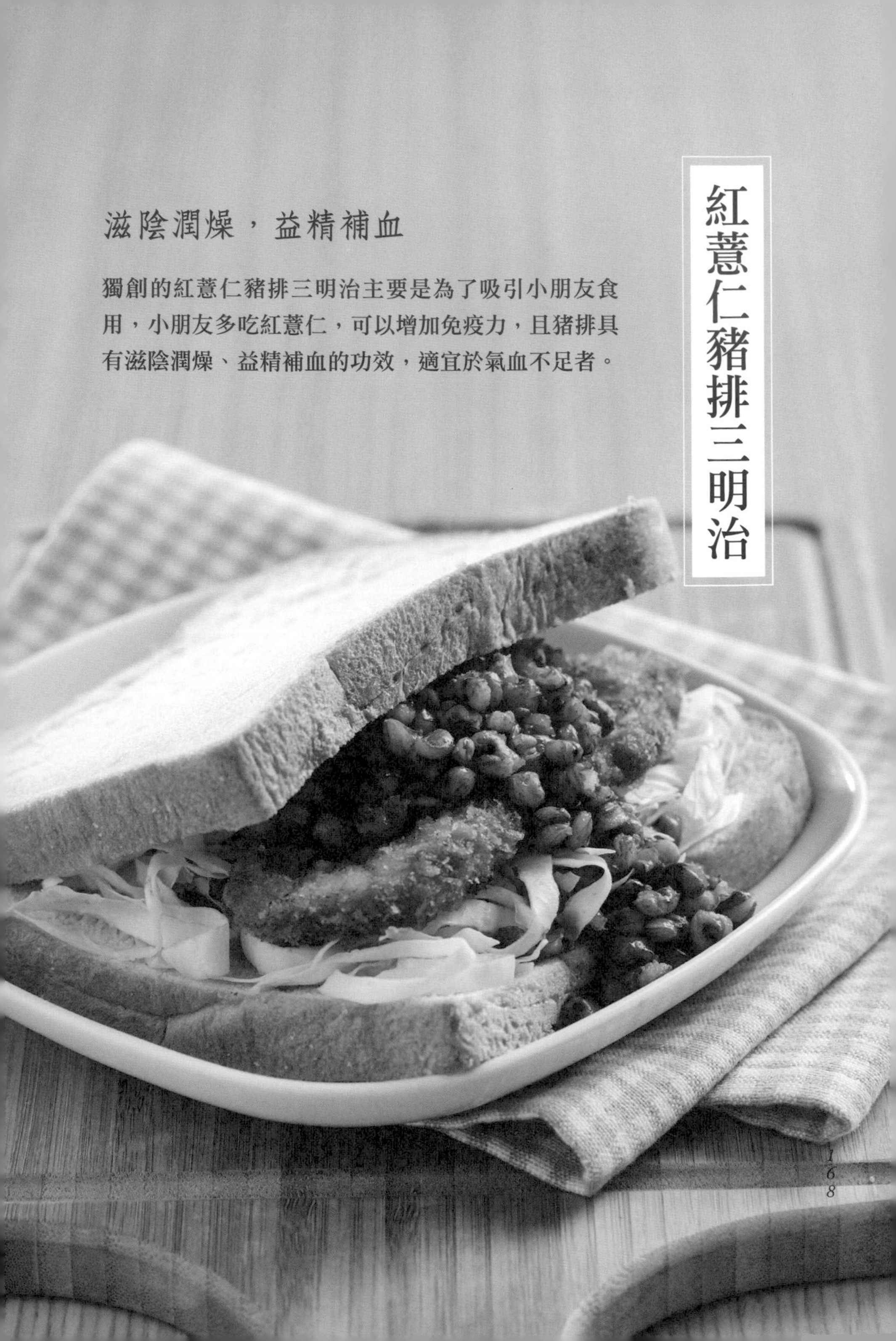

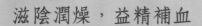

材料

煮熟紅薏仁酌量備用、里脊肉片2大片、新鮮吐司半條、麵包粉酌量、蛋1顆、高麗菜切絲酌量

做法

❶ 請先將蛋打成蛋汁，備用。高麗菜洗乾淨再切絲，備用。

❷ 里脊肉片1大片先沾蛋汁，再沾麵包粉，油炸備用。

❸ 兩片吐司放入平底鍋烤到微黃色。

❹ 在兩片吐司之間放入一層煮熟的紅薏仁、1大片里脊肉片、一些高麗菜絲，即可食用。

TIPS

吐司不宜煎烤得太焦，避免致癌。也可在兩片吐司之間再加一些優格，吃起來酸甜清爽。

莊老師的貼心叮嚀

這一道可以當成正餐，也可以當成點心。當蛋汁還有剩下時不要浪費，可以再煎成炒蛋一起夾在吐司內，口感更豐富。

紅薏仁枸杞茶

利水祛濕，養肝明目

紅薏仁能夠健脾益胃，去風滲濕。枸杞含有豐富的胡蘿蔔素、維生素、鈣、鐵等健康眼睛必需的營養，所以具有明目的功效，俗稱「明眼子」。

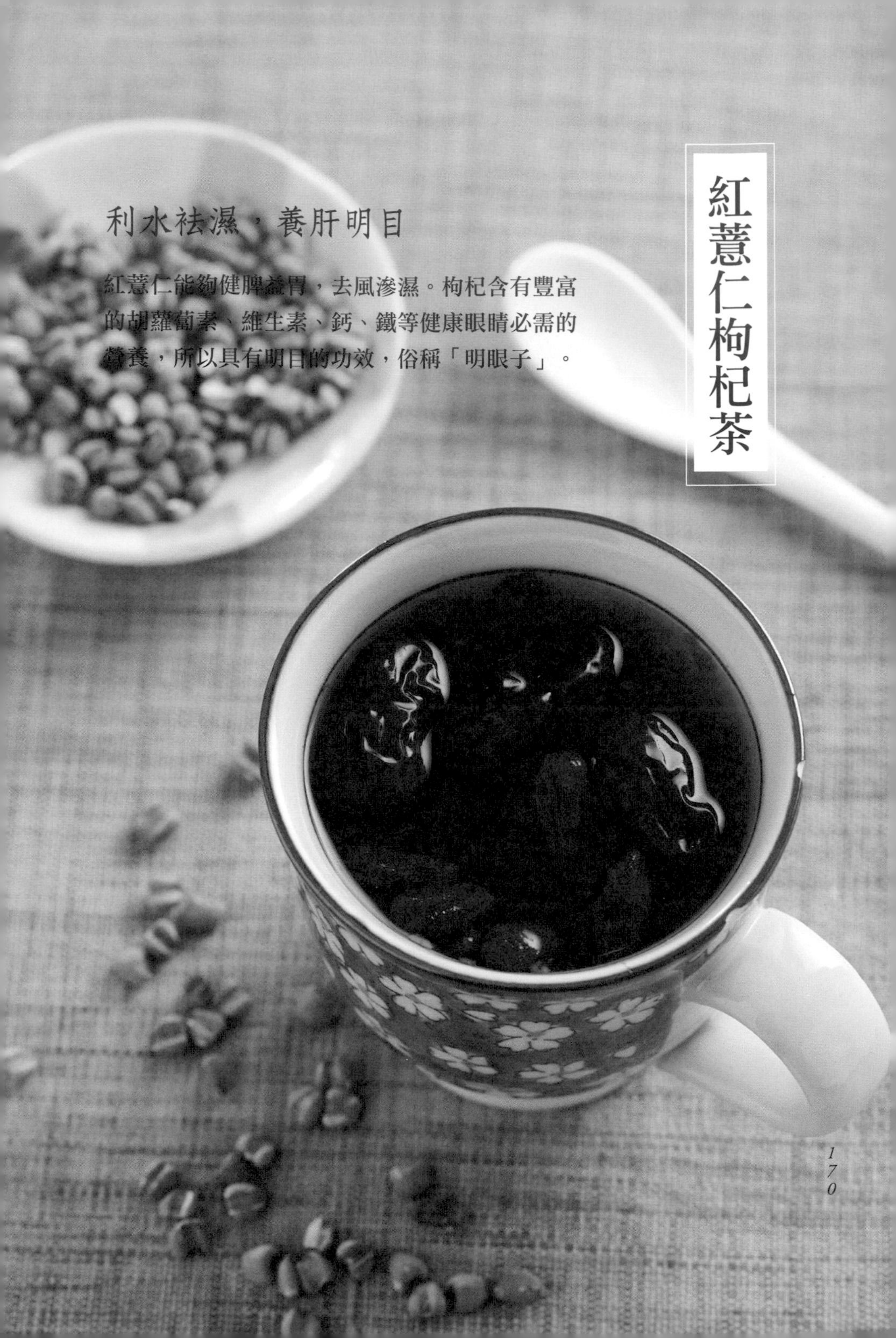

材料

紅薏仁300克、枸杞子酌量、紅棗3顆、冰糖少許、水酌量

做法

❶ 紅薏仁去掉雜質，炒出香味，備用。

❷ 將紅棗切成對半放入茶壺內。再加入枸杞、炒過的紅薏仁。

❸ 拿滾燙的熱開水沖進茶壺。

❹ 全部食材浸泡15分鐘即可飲用。

TIPS

春天用枸杞泡茶可以滋陰明目，如果浸泡前將枸杞對半切放入茶壺內，效果會更佳。

莊老師的貼心叮嚀

枸杞要常吃，但不可一次大量食用。為了產生更大的效用，最好連湯水裡的枸杞一起吃掉。

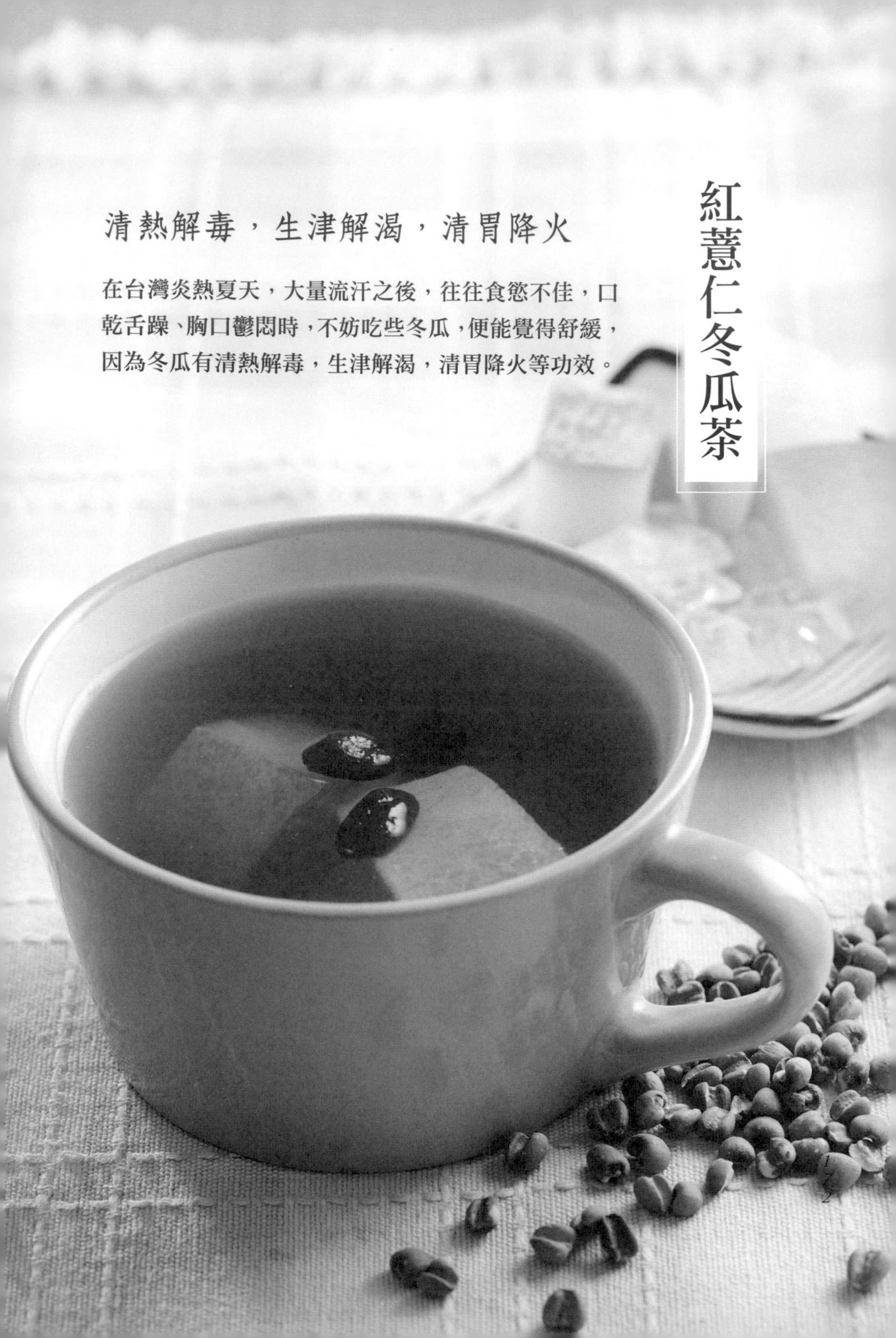

紅薏仁冬瓜茶

清熱解毒，生津解渴，清胃降火

在台灣炎熱夏天，大量流汗之後，往往食慾不佳，口乾舌躁、胸口鬱悶時，不妨吃些冬瓜，便能覺得舒緩，因為冬瓜有清熱解毒，生津解渴，清胃降火等功效。

材料

紅薏仁100克、冬瓜100克、枸杞子酌量、冰糖適量

做法

❶ 先用熱開水浸泡紅薏仁6～8小時備用。
❷ 再放入冬瓜一起蒸20分鐘，
❸ 在食用前放入枸杞和冰糖，即可食用

TIPS

春天用枸杞泡茶可以滋陰明目，如果浸泡前將枸杞對半切放入茶壺內，效果會更佳。

莊老師的貼心叮嚀

整顆大冬瓜不加糖長時間熬煮，就是天然無糖冬瓜茶，糖尿病和腎臟病患者可飲。盡量用實際的冬瓜一起熬煮，不要拿成塊的冬瓜糖一起熬煮，容易過甜。

紅薏仁十穀米漿

增強免疫力，消炎排毒

十穀米有一百多種有益人體健康的物質，每天一碗紅薏仁十穀米漿，可以長壽到一百歲。

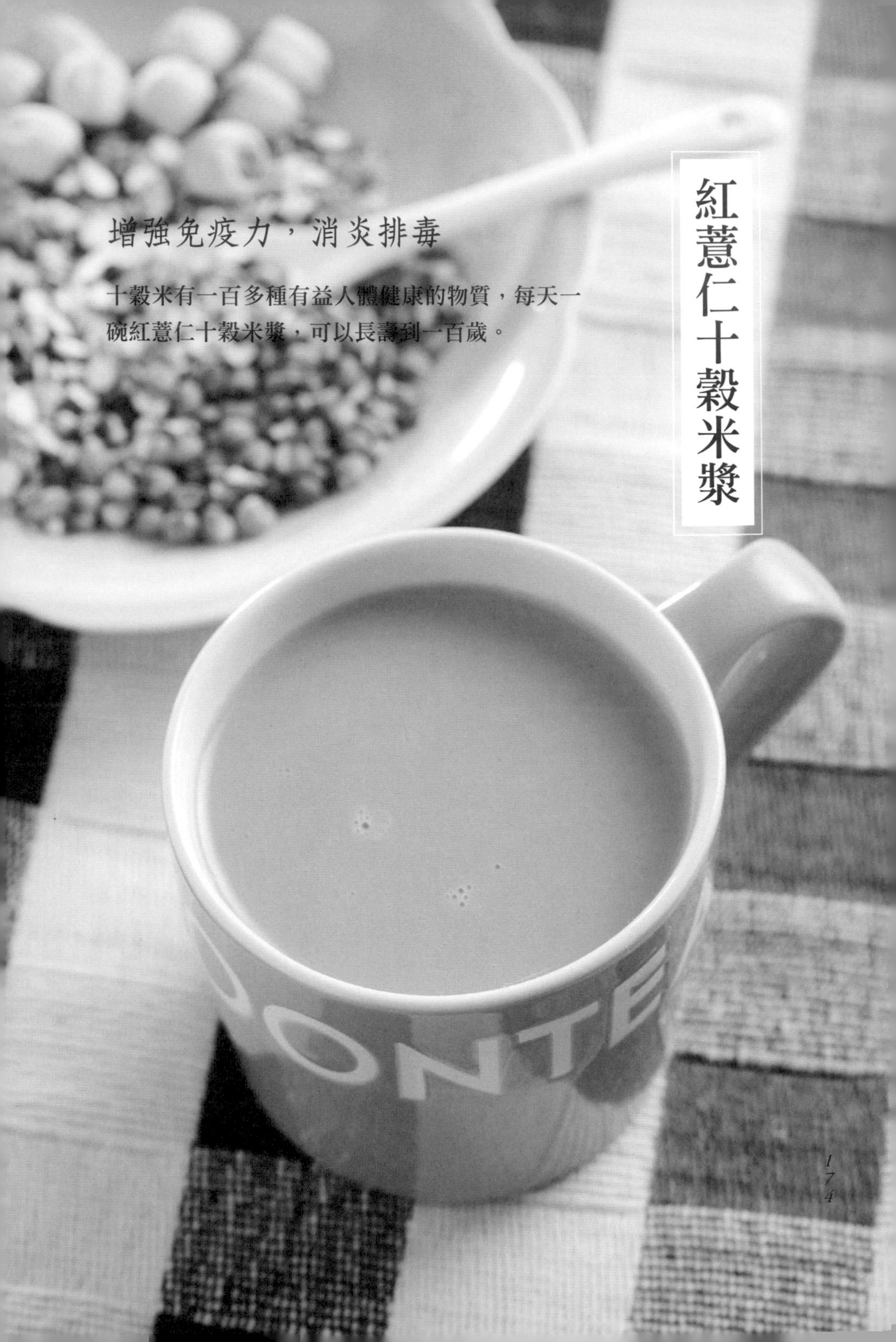

材料

十穀米1杯（糙米、黑糯米、小米、小麥、蕎麥、芡實、燕麥、麥片、蓮子、高粱）、紅薏仁0.5杯、冰糖80克

做法

❶將十穀米、紅薏仁分別洗淨，各泡熱開水6～8小時備用。建議可在睡前先浸泡，等睡醒後剛好可以使用。

❷將泡好的十穀米、紅薏仁瀝乾，放入果汁機中，並加入水700毫升，攪打成漿。

❸取一鍋，加入水800毫升煮滾後，再倒入做法❷打好的薏仁米漿拌煮。

❹以大火煮至滾沸後，轉小火續煮約10分鐘，邊攪拌邊加入冰糖，拌煮至糖融化即可。

TIPS

這些食材也可以煮成鹹粥，不加冰糖，只要加一點點海鹽。

莊老師的貼心叮嚀

這一道料理富含膳食纖維，能幫助排便，老少咸宜。

紅薏仁蒸粥

排除體內脹氣，降低罹癌機率

人會容易罹癌，是因為體內多脹氣，導致壞細胞產生。莊博士提倡晚餐喝蒸粥，可以解除疲勞、排除脹氣、增加免疫力，而且不會增加腸胃的負擔。

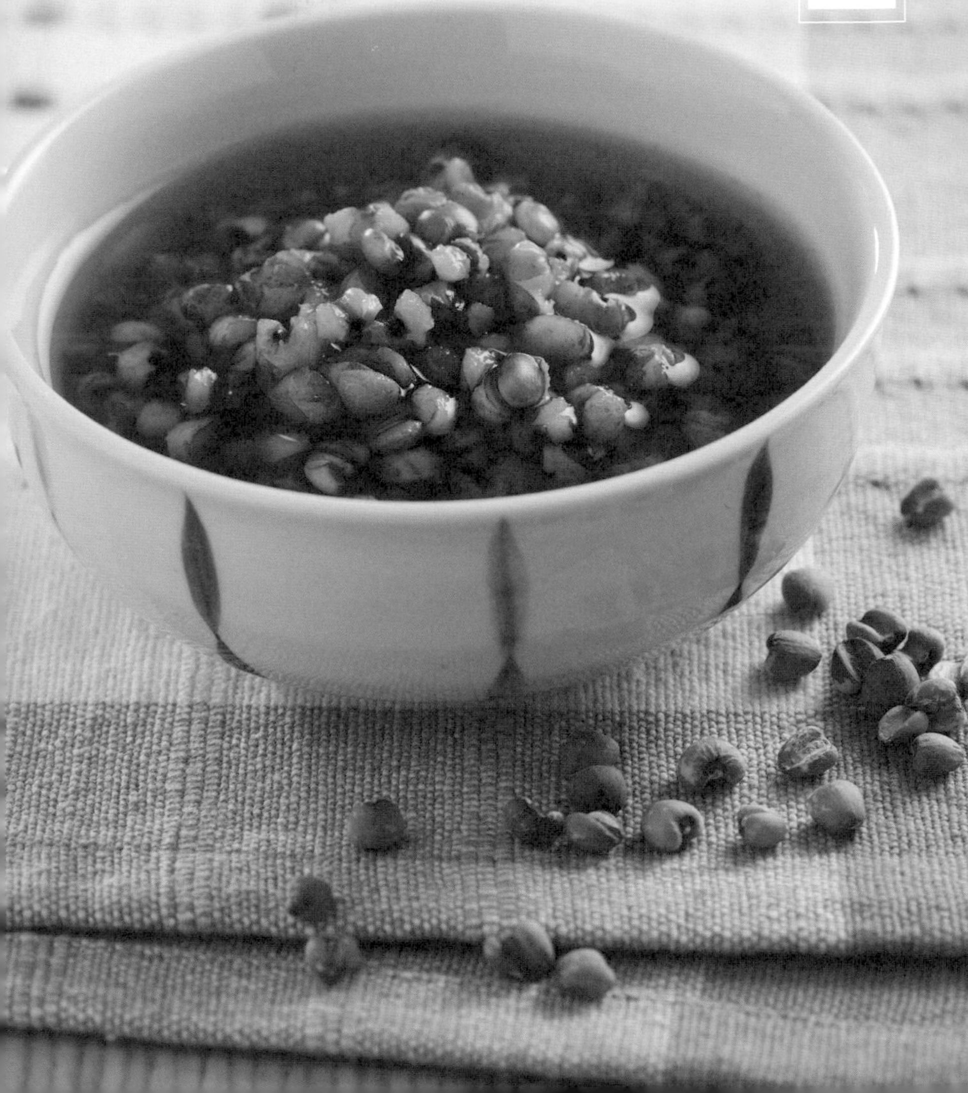

材料

高鈣湯頭或清水一小鍋、米適量（糙米更好）、紅薏仁適量、甕1個、蒸鍋1個

做法

❶先將紅薏仁用熱開水泡軟4小時。

❷放入所有材料和高鈣湯頭或清水在甕內一起蒸煮。

❸使用蒸鍋方式：

ⓐ在蒸鍋底下，鋪上4層的布，在布上放甕。

ⓑ鍋中放水到甕的2/3高度，甕口蓋上1塊乾布，布上放淺盤。

ⓒ將蒸鍋蓋好，先用大火，等沸騰後改以小火。

ⓓ蒸約1小時後，即可食用。

TIPS

標準的高鈣湯頭的做法如下。

材料：全副豬大骨（含4隻大腿骨、脊椎骨、肋骨、尾冬骨及尾巴）、小魚乾（丁香魚）600克、白醋100毫升、水。

做法：將豬骨洗淨、汆燙後敲裂痕放入鍋中，加入小魚乾及其他材料、體積約12至15倍的水。最後加入白醋，加蓋。以大火煮沸後改以中火熬煮，大約20小時。

莊老師的貼心叮嚀

- 孕婦不可食用紅薏仁蒸粥，以免流產；生理期間的婦女也不能食用，等月經過後再來食用較佳。
- 這一道紅薏仁蒸粥也可用電鍋來做，但是紅薏仁需先泡軟。
- 如果想喝鹹粥，可加少量的吻仔魚、干貝、蚵、魚片、瘦肉等變換食用（總重量約100克）、蘿蔔絲、高麗菜、山藥等適量蔬菜、芹菜末少許、白胡椒粉少許。盡量不用黑胡椒粉，因為會過於刺激。

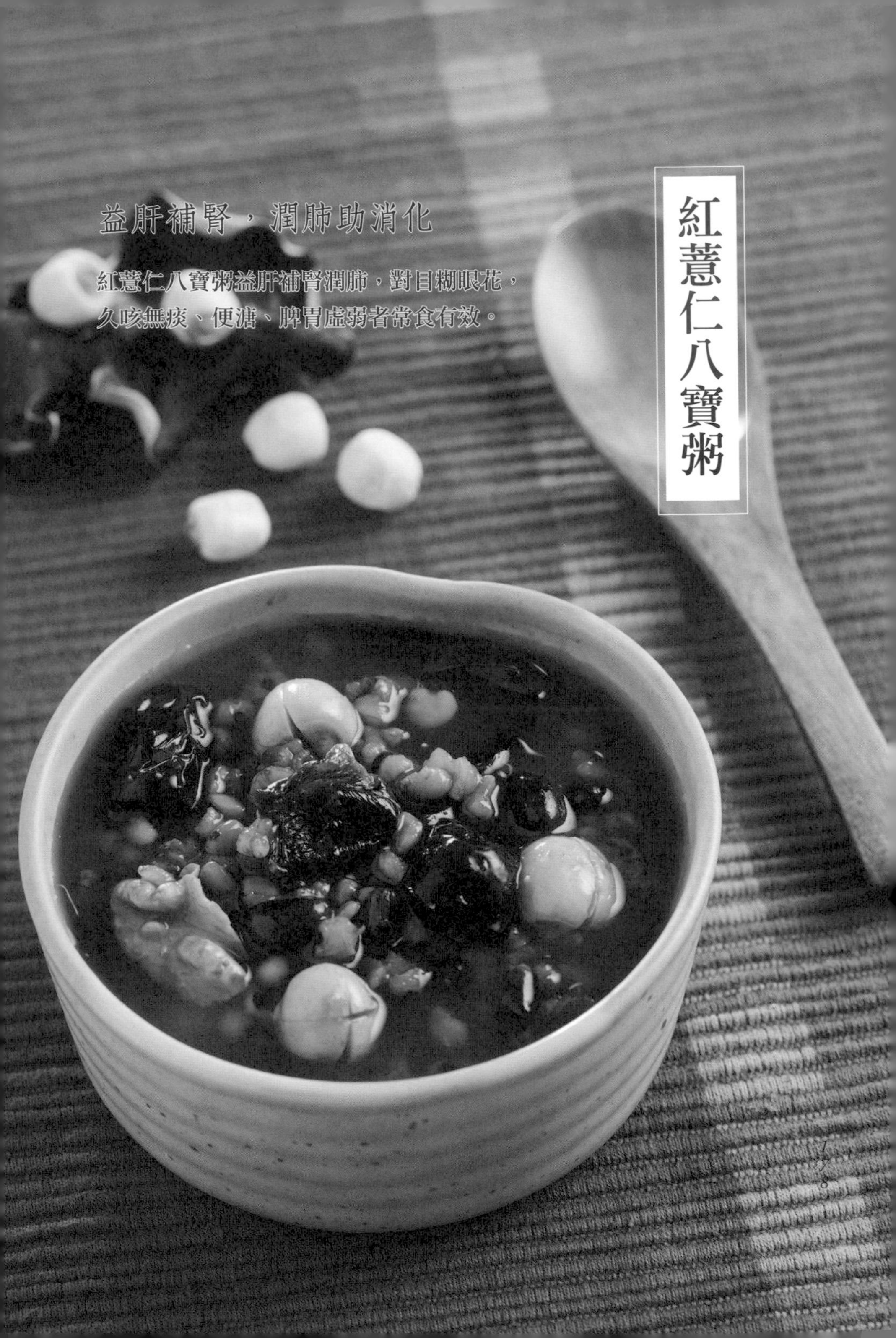

紅薏仁八寶粥

益肝補腎，潤肺助消化

紅薏仁八寶粥益肝補腎潤肺，對目糊眼花，久咳無痰、便溏、脾胃虛弱者常食有效。

材料

糯米100克，桂圓、紅棗、芡實、蓮子、紅薏仁、黑豆、核桃仁、黑木耳各10克

做法

❶把糯米以冷水浸泡約30分鐘，蓮子、紅薏仁、黑豆等材料先以熱水浸泡4小時，需要洗淨的材料請洗乾淨。

❷將全部材料放入鍋內，加水，然後慢火煨煮至粥狀，正宗的八寶粥就大功告成。

TIPS

原則上，紅薏仁八寶粥最好不加任何糖，如果有人喜歡吃甜，建議適當加一點冰糖或加蜂蜜，但是加入蜂蜜後就要關火。

莊老師的貼心叮嚀

如果有健忘失眠的人，建議再加酸棗仁同煮，效果不錯。也有人喜歡同時加蓮藕、山藥丁一起熬煮，有益健康。

紅薏仁菱角甜粥

利尿止渴，去腳氣，抗過敏

菱角含有豐富的蛋白質、不飽和脂肪酸及多種維生素和微量元素，具有利尿通乳，止渴，解酒毒的功效。紅薏仁除了防癌，還有去腳氣和抗過敏的作用。

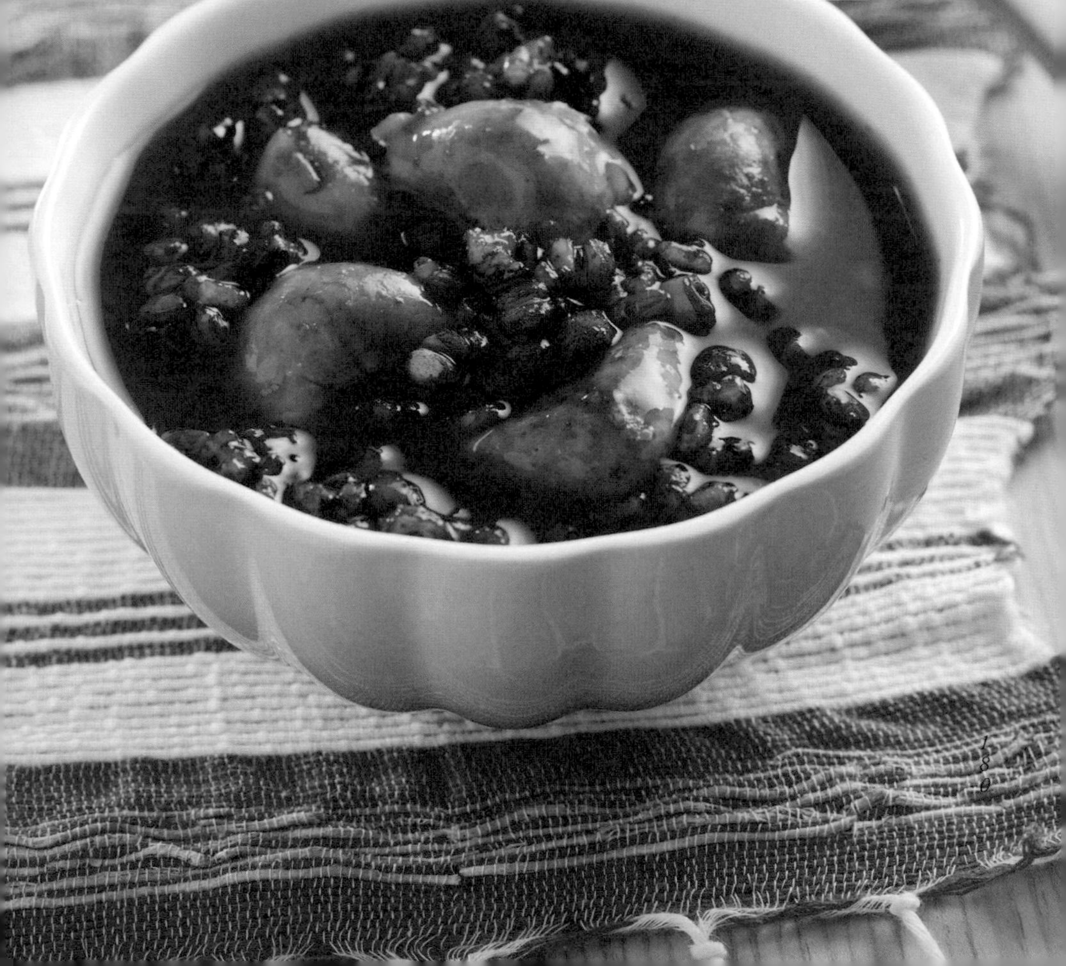

材料

菱角仁數顆、紅薏仁1/2杯、紅糯米1/4杯、白糯米1/4杯、紹興酒1小匙、冰糖適量

做法

❶將紅薏仁、紅糯米及白糯米稍微洗淨，泡熱開水4小時（水面高度要高於表面1公分以上）使其軟化膨脹、比較好煮。

❷將浸泡後的米水倒掉，加入菱角仁，並重新加入6杯過濾水及1小匙紹興酒，以電鍋外鍋加入2杯水蒸煮。

❸電鍋跳起後續悶蒸20分鐘，最後加入適量冰糖、紹興酒就可享用。

TIPS

紹興酒是增加香味的法寶。甜粥剛煮好時，粥湯質地比較稀，請稍放一下，等待糯米的澱粉質逐漸釋放出來，就能變得糊化黏稠喔！

莊老師的貼心叮嚀

白糯米可用白米取代，不過白糯米煮出來的粥湯較濃稠。菱角味甘、涼、無毒，菱角皮脆肉美，蒸煮後剝殼食用，熬粥鹹甜皆適宜。

紅薏仁陳皮五豆糙米甜粥

調和五臟六腑，健脾理氣消水腫

此款粥品可幫助調和五臟六腑，加上紅薏仁和陳皮的搭配更加受人歡迎。陳皮主要應對的症狀是胃痛或消化不良，紅薏仁則是消水腫，幫助消化吸收。

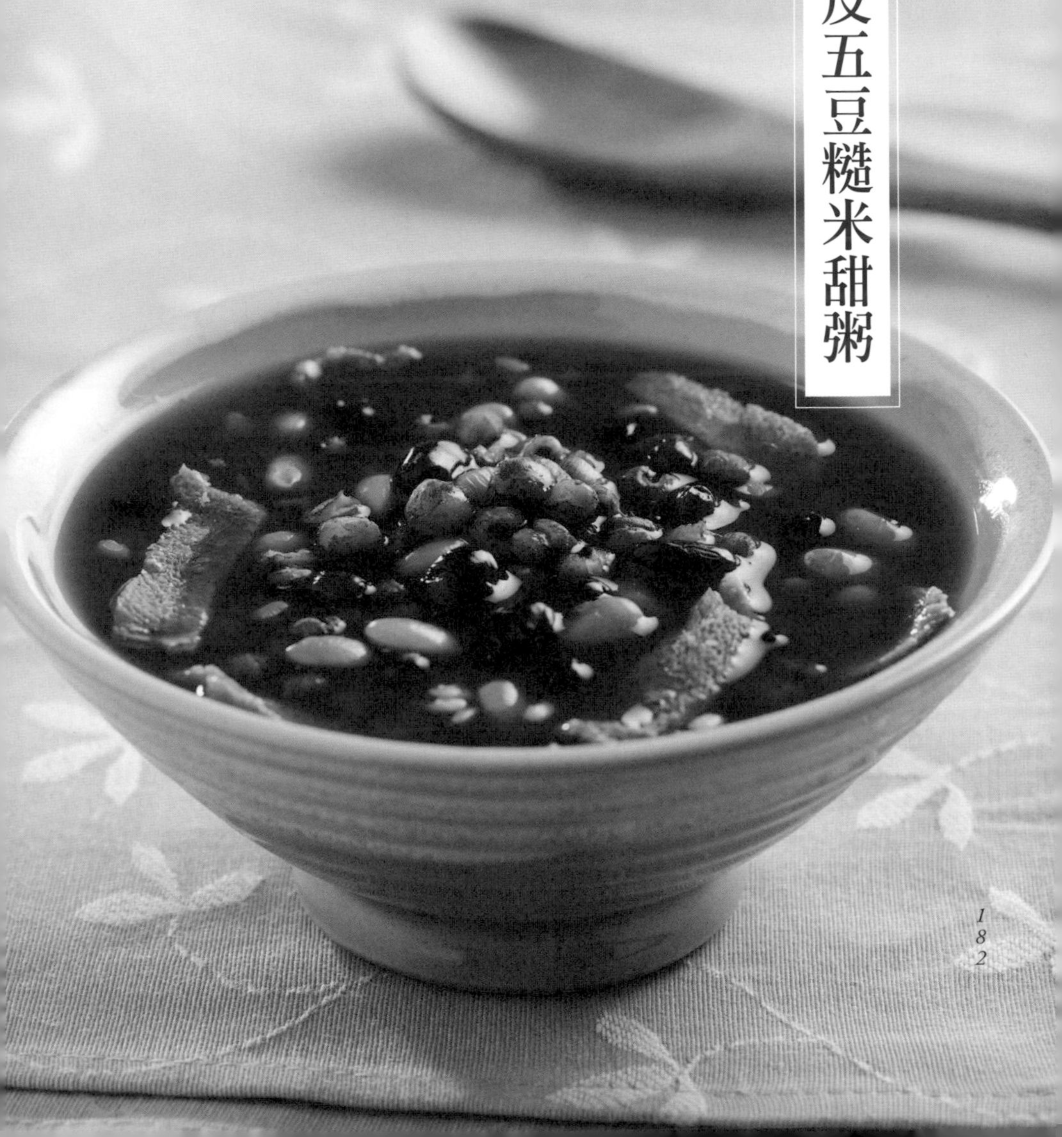

材料

黑豆、小紅豆、黃豆、眉豆（米豆）、綠豆各20克，紅薏仁100克、馬蹄1個，糙米100克，陳皮1小片，冰糖適量

做法

❶ 豆類先用熱開水浸泡7小時；紅薏仁用熱開水浸泡6~8小時，建議可在睡前先浸泡，等睡醒後剛好可以使用。

❷ 馬蹄去皮切小粒；陳皮切小片。

❸ 除冰糖外其它材料一起下鍋，加適量水，約煮1~2小時。

❹ 煮好後開蓋，加入冰糖攪拌均勻，再煮5分鐘。

TIPS

煮豆類粥或湯加點陳皮，能讓豆子更綿軟，口感更好。豆子和糙米煮起來都比較費時，也可以用壓力鍋煮。如果不喜歡甜味也可以用一點點海鹽來調味，用冰糖則會滋潤一點。

莊老師的貼心叮嚀

陳皮具有一定燥濕作用，如果身體出現胃火、氣虛或燥咳，最好不要過多服用。

紅薏仁養生八穀甜粥

補養胃氣，防衰抗老，降低膽固醇

糯米自古就被認為是溫養妙品，神經衰弱、病後或產後的人食用糯米粥，可滋補營養、補養胃氣。燕麥及紅薏仁可防衰抗老，降低血液中的膽固醇含量。

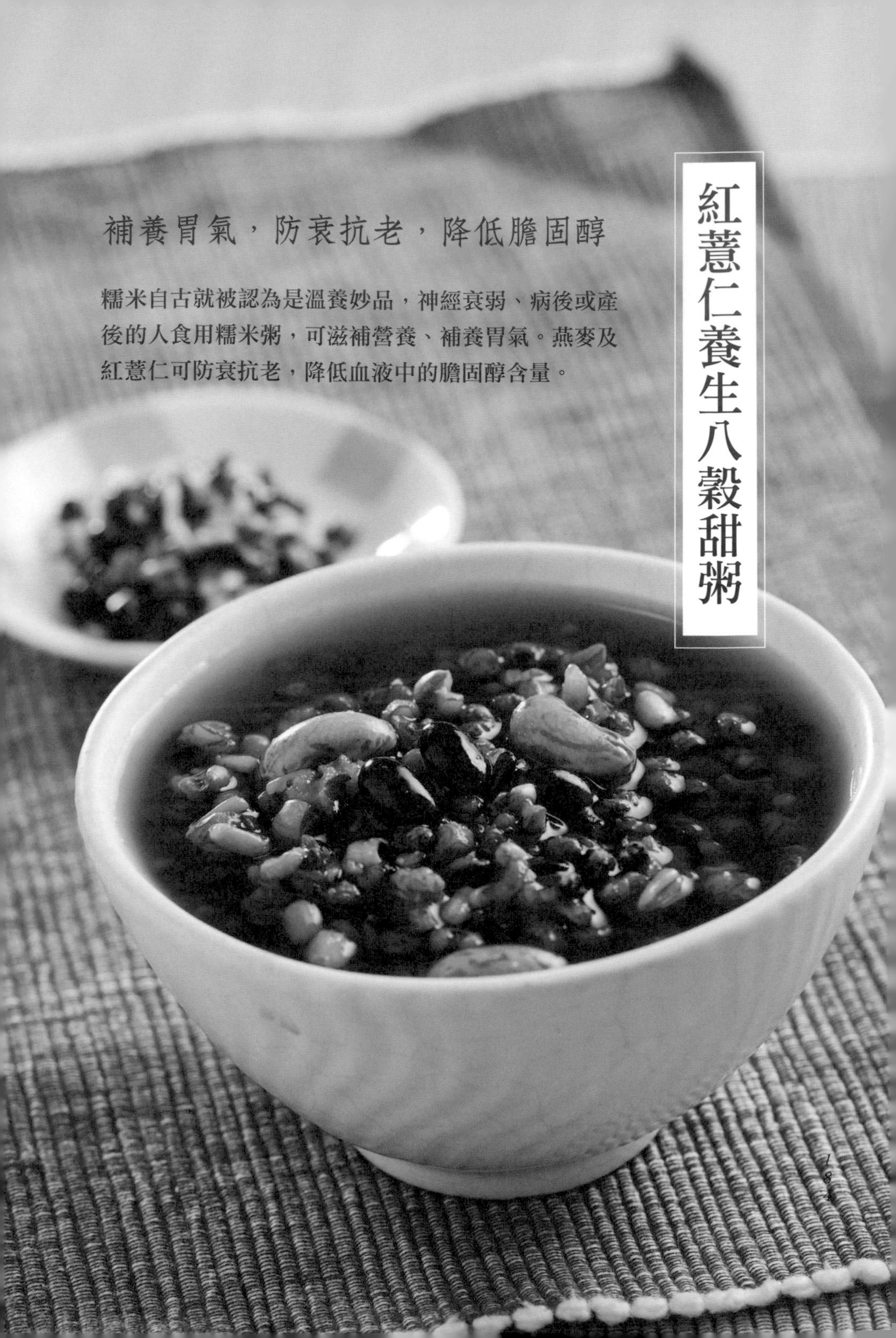

材料

黑豆10克、紅豆10克、花豆10克、紅薏仁10克、綠豆10克、糯米15克、燕麥、黑米少許、冰糖3粒、海鹽少量

做法

❶將黑豆、紅豆、花豆、紅薏仁、綠豆、糯米、黑米七樣食材先用熱開水浸泡4小時。只有燕麥不必泡水。

❷砂鍋中放入清水燒開，撈出豆類、糯米、黑米放進開水中，請用湯勺攪拌一下避免糊底，改成中小火慢慢燉煮。

❸湯水再次燒開後，將火力調成小火燉20分鐘，看到豆子都開花後，放入燕麥，冰糖煮沸就可享用。

TIPS

加上一點點鹽能突顯糖的甜味，甜而不膩，更健康。

莊老師的貼心叮嚀

喝粥在中國已有幾千年的歷史，粥既是飽腹美食，還可以輔助治療疾病，保健養生，使人延年益壽。粥裡面可搭配很多材料，以各種養生食療食物為主，八穀粥當然以雜糧為主料，能增加飽腹感，促進消化，是減肥養生者的最佳選擇。

第七章

Chapter Seven

莊壽美老師的養生飲食新觀念

1

你我的飲食是否出了問題？

在日常生活之中，我們總是希望能過著快樂、平靜、安逸的生活，可是突然之間，身邊常常會發生一些預料不到的不幸事情。例如：身體不適、突然得重病、環境公害、食品公害（食物中毒）、甚至交通事故等。某些不幸，或許可以歸咎於是他人的疏忽、他人的錯誤所造成的，可是有些卻是我們本身的疏失所引起的。

就拿生病來說，「唉呀！真倒霉，一不小心又感冒了」、「天哪！我怎麼會得癌症呢！上天太不公平了」……這些都是我們常常聽到的談話，也是一般人心裡普遍的想法；然而，幾乎很少人會去反省、檢討，是不是我的飲食出了問題？是不是我的生活習慣不好？

台灣創造出「經濟奇蹟」，社會富裕，大家有錢了，吃東西講究色、香、味，儘挑些細緻的食物享受，萬萬沒有想到，有些好吃、好看的食物對人體幫助不大，反而在不知不覺之中，腐蝕了健康的身體，而我們卻毫無警覺，這實在是一件可怕的事情。

可怕的癌症

最悲慘的病症，莫過於得了前癌症狀；有些人可能並無此經驗，不過從親朋好友或報章雜誌上，或多或少知道一些罹患癌症的悲慘情形。治療癌症，目前採取的方法有外科手術、放射線鈷六十照射及化學藥物治療等。醫療的技術水準雖然年年都有進步，但是對病患而言，仍然是苦不欲生。

事實上，只要注意飲食與生活習慣，就可以避免身體出現前癌症狀；甚至發現「癌」以後，也可以與「癌」共生存。然而，遺憾的是，許多人都忽略了飲食的重要，而不知如何防止癌症的發生，與減輕末期癌的痛苦。

我的母親莊淑旂博士，19歲時喪父，父親死於腸癌，這段痛苦的回憶，她並沒有自怨自艾，反而成為她一生研究癌症的原動力。在研究、探索的過程中，她常回想起父親的病亡：

「我常常想，我的父親是我害死的。

我為什麼會是這麼想呢？難道是我不孝順嗎？不，絕不！我非常愛我的父親。但是就因為非常愛他，反而害了他。

我父親愛吃的東西，我就是再忙，也都會做給他吃；他不愛吃的東西，我也從不做給他吃；可是，當時萬萬沒有想到，他愛吃的東西，正是導致他生病的「禍害」；他不愛吃的東西，反而是治病的「良方」。每天在廚房裡忙東忙西，誰知道竟端出一盤盤的「毒藥」來。

我的父親喜歡吃焢肉飯，用大碗公裝滿飯，上面鋪上一大塊五花肉，旁邊填滿大蒜和蕃茄醬，然後放在鍋裡蒸，吃飯的時候都是大口大口的吃，一張嘴塞得滿滿的。我當時在旁邊只覺得看到父親吃得愉快，心裡就很高興，那裡曉得這些食物正是他罹患「直腸癌」的病源。」

這就是「無知之愛」、「沒有對策的愛」。

創造戰勝病魔的體型

「病魔入侵」——事實上，這句話是不成立的。

人體內有許多的細菌，好的、壞的都有，只要消化、吸收的器官運作正常，人體就能吸收養分，而產生抵抗力。但是如果亂吃亂喝，生活習慣不正常，擾亂了消化、吸收器官，就無法吸收養分了。那我們吃下去的「營養」到哪裡去了呢？一部分成為「廢物」，一部分就被壞的細菌吸收而「成長」，同時壓抑了器官的運作，身體就生病了。

只要人體具有抵抗力，「病魔」就沒有辦法活動。影響人體健康與否的因素，在於體型，而體型分為先天與後天兩種。先天已然固定，無法更改，但是後天卻是操縱在我們的手中。一項更為有利的條件是，後天生活因素的加入，使人體健康受後天的影響較大。因此，受遺傳影響而先天身體就不好的人，不必憂慮，只要能早期發現無形變壞的危險體型，就可以用正確的飲食方法與生活習慣，來強化後天的體型，以對抗癌症或其他的病魔。最重要的是，要能創造戰勝癌症與病魔的體型。這是我要特別強調的一點。

在日本，每年有十三萬人以上罹患癌症而喪失了寶貴的生命。在國內，大家也都是談「癌」色變。但是，如果能在日常生活中培養出健康的體型，即使是得到癌症的話，也可以有防止癌細胞擴散的能力；再加上良好的治療方法，就可以避免喪失生命了。

莊博士以中國傳統醫學的理論，參酌西方醫學的觀念，創出了「中國台灣式健康管理法」，這套方法並不艱深，都是大家自己可以注意，且很容易做到的；主要就是要注意飲食習慣，使身心調和，讓全身的器官不老化、精神不低落，身心隨時都在喜樂之中，自然就無病可生了。

我們都愛自己，也都愛家人，如何讓自己和家人擁有健康的身體呢？打開本書，好好的學，全力去做，讓我們把「無知之愛」化為「有知之愛」，把「沒有對策的愛」化為「有對策的愛」。

2

感冒是萬病之源

人體各部門，在一般情況下，只要能保持平衡狀態（正常狀態），就能具備對付疾病的抵抗力；換言之，只要身體器官運作正常，人體本身就會產生對抗疾病的能力。可是，細菌、病毒這些外敵，為什麼又那麼可怕呢？這就得從「感冒」談起了。

一般人都不太重視感冒，大多認為吃些藥、多休息一下就沒事了；可是，你知道嗎？罹患感冒之後，就有可能成為過敏性疾病，如：氣喘、神經痛等。所以，感冒絕對不可以等閒視之。有很多人經常感冒，可是自己卻不曉得原因，你有以下這種經驗嗎？

● 不論怎樣攝取足量、營養的食物，還是容易疲倦；

●不論怎樣睡覺、休養，都還是覺得累。

如果你有上述經驗，那麼後果想必也相當清楚了，那就是很容易感冒。根據莊博士的研究發現，如果飲食生活失調，每天的疲勞又不能完全袪除，身體的狀況就會愈來愈差，很容易患感冒，而感冒通常就是病菌孳生為慢性病和癌症的溫床。

所以，莊博士一再強調，感冒是萬病之源！感冒的後遺症太多了，諸如：小兒麻痺、聽力障礙、肝炎、腎臟炎、白血球過多症等都是，所以感冒是不能不去預防的一件大事。

治療感冒沒有特效藥

在西方醫學方面，到目前為止，仍然尚未發現預防感冒的疫苗。根據美聯社的一則報導指出：英國普通感冒中心花費了將近四十四年的光陰，尋找治癒感冒的良方，但是他們已承認失敗，該中心於西元一九九〇年七月關閉。

不過，中心主管人員艾墨斯說，他相信一萬八千名志願受試者，不會白白浪費在實驗中所吃的苦。他表示：「回想多年前，我們還認為只有一種感冒病毒，但是現在我們曉得有近兩百種，因此無法找出足以預防的疫苗。多年來我們也一直想找出，可以對付同一類病毒的化合物，但是運氣不佳，沒有找到。」

他指出，在實驗中有些發現，一直沒有辦法解釋。例如，受試著的鼻腔置入感冒病毒後，有三分之一的人從未顯現感冒的症狀，而其他的人則咳嗽、流鼻水，覺得苦不堪言。艾墨斯又說：「受試者在接受試驗之初及結束時的驗血結果顯示，體內抗體出現變化。這表示，沒有感冒的人感染病毒，但臨床上並未出現症狀。」

受試者的年齡從18歲到50歲不等，在受試期間都未服藥，除非難受之至，才服用阿斯匹靈。接受試驗的人必須隔離十天，每天可以領取相當現值3美元的零用金。不過，艾墨斯表示：多數來接受試驗的人都是出於好奇心，而非為了錢。

英國醫學研究會每年提撥給中心一百萬美元的經費，沒有想到苦心研究感冒這麼久了，還是徒勞無功。

由以上這則消息可知：目前治癒感冒的良方仍然付之闕如；而感冒又是萬病之源，因此，**唯有預防感冒，不讓感冒上身，才是保持健康的上策**；而預防感冒，就必須從飲食與日常生活方面著手了。

在談感冒與飲食的關係之前，先來看看兩種國人常見的疾病「過敏性鼻炎」和「扁桃腺炎」，也許可以更容易了解一些兩者之間的關聯。

過敏性鼻炎

罹患過敏性鼻炎，是一件很痛苦的事情。有的人在早上剛起床時，人還沒下床，就常常會先一連打五、六個噴嚏，有的人甚至打到十幾個；在寒冬清晨，尤其嚴重；再加上過敏性鼻炎不易治癒，患者常常一、二十年都受其困擾。

會引起過敏性鼻炎，表示呼吸器官衰弱，而由此產生的現象就是「容易感冒」。因此，首先的對策是，設法不要感冒。

要避免感冒，晚上睡前要做「消除疲勞的運動」，多做按摩，然後再就寢；早上醒來，先做「預防感冒的方法」，戴上口罩再起床。每天晨間要做「防癌宇宙操」，將橫膈膜拉開，氣通了，就不會打噴嚏了。

要改善過敏性的體型，則應注意飲食，甜、鹹或是冷、熱的食物，不要混合在一起吃。換句話說，炒菜時，少放調味料，加了鹽就不要再加糖或醬油了；而喝熱咖啡時，不要加冷牛奶等。多注意這一方面，雖然是小地方，但可以幫助安定神經。此外，不要吃竹筍、金針，這些食物對呼吸器官不好。飯前要多做按摩，神經性不安定的人，多做耳部按摩；瘦型的人，多按摩手部、腳部。

蓮藕可以防止神經性鼻黏膜的發炎，對過敏性鼻炎具有療效：

● 蓮藕汁作法：蓮藕洗淨，連皮磨碎，用紗布絞出汁；平時放入冰箱中，要喝的一小時前，拿出來退冷之後才喝，千萬不要喝冰的。體重一公斤一天的份量是十毫升，如果體重六十公斤，一天就喝六百毫升；一次喝一百毫升，每天分數次喝完。蓮藕汁可在吃飽飯後喝，瘦的人可在蓮藕汁中加些紅糖，肥胖的人則改加檸檬，神經質的人可以加炒過的鹽。

有過敏性鼻炎的人可以多吃仙杜康，每日六包，可分二～三次吃完，拿仙杜康當飯吃，對身體更好。由於鼻子不好，連帶的會影響到眼睛，使眼睛容易疲勞。眼睛疲勞又會引起頭痛、肩痠，進而引起噁心。這種情況，可以多喝紅蘿蔔汁：

● 紅蘿蔔汁作法：將紅蘿蔔洗淨，連皮磨汁，體重一公斤一天喝十毫升，不要喝牛奶或其他飲料。

仙杜康加青蚵、豬肝、枸杞子、干貝一起做菜吃，對眼睛健康也有幫助。此外，看書、寫東西時，最長不要超過十五分鐘，就要休息一下，並且要有適宜的照明，不要用日光燈，改用黃燈泡，可以減輕眼睛的負擔。

扁桃腺炎

扁桃腺炎屬於上呼吸道感染的疾病，非常麻煩，也不容易治好；患者要有耐心和信心，家人也應多付出愛心，一起花上五、六年的時間，來改善體型，治好扁桃腺，雖然時間漫長，但是如果能夠完全根治扁桃腺炎，那也是值得的，不是嗎？

蓮藕對扁桃腺炎具有療效，可減少咳嗽的現象。每天吃完飯後，吃仙杜康（飯量稍減，扣去仙杜康的量），每次二包。吃完仙杜康後，再喝蓮藕汁，體重一公斤一天的份量為十毫升，分三次喝。每年一到蓮藕的季節，有扁桃腺炎毛病的人，就應多吃蓮藕，最好是每天吃。

正如前面提過的，扁桃腺炎不容易治好，不要吃了一次蓮藕，就想著不知好了沒有？要有耐心，可能要五、六年才會恢復健康；不過，最起碼扁桃腺不必開刀，就可自然痊癒了。此外，扁桃腺患者不可以吃外面油炸的食物，如炸雞、臭豆腐、薯條等，這些對身體不好。

同樣的，也要注意不可以感冒，每天都要做預防的方法與運動。每天睡前，按摩一下鼻子兩側，從鼻窩一直到兩眼之間，順著鼻骨，用大拇指和食指用力按，按摩到痠痛完全消失為止。另外，再按摩一下背部、腋下淋巴腺等部位。

萬一遇到流行性感冒，扁桃腺經常發炎的人就要多費事一些了：將蛋白加上蕎麥粉攪勻，抹在紗布上，護住扁桃腺部位，可以減少感染感冒的機會。

3 預防勝於治療

現今社會，許多人都是「自己讓自己生病」，在被病痛百般折磨之後、再花費大筆的金錢、大量的時間去治病。

這段話可能有人覺得誇張了一些，但事實上一點都不為過。以汽水為例，瓶子裡除了水，就是二氧化碳；體型好、身體健康情況良好的時候，喝了沒有關係，身體器官有能力將「氣」排出體外；可是，身體衰弱時，肚子裡已經「脹氣」了，排都還來不及，反而再喝下一大堆「氣」，妨礙器官運作，這不是「火上加油」，自己讓自己生病嗎？

吃蒙古烤肉、西式自助餐，這是許多人的「最愛」，因為它標榜「不限制份量」，愛吃多少就吃多少，不少人都趁此機會大快朵頤一番。如果是中午，吃多了，還有十個鐘頭的時間去消化；如果是晚上，吃完飯已是八、九點，沒有多少時間就上床睡覺，胃已經休息了，都還有一大堆食物尚未消化，第二天起床，身體怎麼會舒服呢？如果你是健康體型，身體還有「能耐」來對付；如果你的胃、下腹已經突出了，還硬要塞滿一天堆食物到肚子裡去，這不是硬跟自己健康過不去嗎？

為什麼會生病？

在中國醫學理論上，將人體視為綜合體。人體各部門的活動能夠保持平衡狀態，就是健康；平衡狀態一旦失控或崩潰就會生病，上述所提到的暴飲暴食、亂吃東西，或吃了不適合的食物，都是造成身體平衡狀態失控的原因。

人類的身體有先天性衰弱的部分，也有後天性衰弱的部分，如果不去注意它，不去加以改善，那麼先天性衰弱的部分將變得更加衰弱；同時，後天性衰弱的部分也會惡化，甚至正常的部分都會受到影響。這些變化，都是因為身體平衡狀態被破壞而造成的。

每一個人都是一個特殊的個體，每人都各自擁有自己的體型和身體狀況。因此，由於平衡狀態崩潰或被破壞而引起疾病，在治療或想要改善體型的時候，並不是說每人都可以用相同的飲食與生活方式，就能成功；必須就各人的體型與症狀，選擇相配合的飲食、生活方式才能奏效。這一點是非常重要的。

健康的飲食法，並不是要你吃素，也並不是一定要吃難吃的菜餚；只要你注意飲食習慣，挑選適合自己體型的食物，就可以既享盡天下美味，又能「吃」出健康來。

今天疲勞，今天消除

莊淑旂博士所創的「中國台灣式健康管理法」中，最重要的觀念之一就是「今天疲勞，今天消除」。在各種場合，在各種機會，莊博士不斷地指導人們如何「消除疲勞」，傳播她自創的健康運動。她說：

「今天的疲勞，絕不能留到明天；人們應當知道，既是活在人世間，就要充分享受大自然所賜給我們的恩惠；當太陽升起時，人們就應起床，活動活動筋骨，使身心都能活潑；太陽下山後，就必須休息，使一天的疲勞完全消失！」

為什麼今天的疲勞一定要今天消除呢？工作忙碌，忙過了一陣子，再去度假休息不是也可以恢復元氣嗎？這兩種情況是完全不同的，度假固然需要，但是每天抽出少許時間，消除當日的疲勞，更是重要。

要知道，如果當天不能消除疲勞，就很容易感冒、生病；而疲勞日積月累，更容易造成內器官異狀發達——長瘤致癌，這不是日後再休息、再度假所能彌補的；換句話說，這不是加法、減法的問題，**疲勞了一天而未能及時消除，不但是體型扭曲的禍首，也是罹患疾病的主要原因之一**。

過去台灣社會由於生活貧困，大家需要付出勞力以換取生活所需，因此人們常因過於勞累而病倒了；同時也因為環境不好，買不起好的食物，常因營養不足而把身子拖垮了。時至今日，生活環境改善了，按道理說，疾病應該減少了，可是大家卻仍然常常生病；不過生病的主要原因，卻正好與過去相反，因為生活太舒適而生病，因為營養太好而生病，這是我們一般人所想像不到的。

的確，因著生活條件的改善，可以享福了，但這不表示就可以「好逸惡勞」了。有錢，可以做許多過去沒錢時一直想做的事情，可以使我們的生活過得更舒服；但這並不是說，有錢就不需要運動了，有錢就可以亂吃東西，這只有糟蹋自己的身體，只會使自己更常生病而已。

生病，確實是件痛苦的事情，最好的治療方法就是「不要生病」。每天按照適合的飲食方法與生活習慣，養成健康的身體，不要讓病魔有纏身的機會。俗語說：「名醫是治療尚未生病的人」。所以說，並非有病才找醫生，應該在未生病之前，就先做好預防的工作。如此，才能天天過著健康的日子，這才是你度過現代人生旅程應有的智慧。

莊博士所介紹的各種學說、方法也都是屬於「預防」醫學，平日多注意飲食與運動，就可以防止各種疾病的發生。我們常常研究身體各器官的功能與作用，以及各部門間的相互關係，而所有病症中最可怕的癌症，更需要努力去研究，到底要用怎樣的方法來防止得病。

莊博士從許多醫學實例中發現，只要飲食得當，只要有正確的生活習慣，就可以培養體力來和癌症相抗衡；甚至在癌細胞擴張之後，也可以有效控制病情和減低癌病的痛苦。飲食健康，只要了解觀念，實際去做時，真是再簡單不過了。為了自己的健康，為了全家人的幸福，我們（尤其是家庭主婦）一定要清楚的了解體型、症狀與適合吃的食物，唯有「這樣吃」，才會使身體健康。

4 擁有一個健康的體型

中國有一句俗話說：「萬病從口而入，慢性病由傷寒而來。」換言之，所有的疾病都是經由吃入的食物與傷風感冒所引起的。身體狀態虛弱的時候，吃進的食物會損傷消化器官（胃、腸），又容易傷風感冒，並促使身體的平衡因而崩潰而導致疾病叢生；人為什麼會生病，就是這個原因。

肩胛僵硬、容易感冒，女性在生理期前的心理煩燥等，都是身體平衡將被破壞的前兆。便祕或下痢的人、打嗝或屁多的人、早晨眼皮腫，牙齦咬牙根、皮下易出血的人，上火氣、腹脹的人，早上懶得起床，刷牙時會嘔吐的人等，這些症狀已顯示身體的平衡狀態失調了。

津液總管新陳代謝平衡

身體狀態的平衡與否，與津液分泌有很密切的關係。人體內的「津液」實在是很奇妙、又讓人難懂的東西。在中國醫學理論中，「津液」對人體健康有相當大的影響力。當津液分泌平衡有差異時，身體狀況就跟著改變，也因而造成每個人不同的體型。換言之，津液分泌平衡與否，直接影響身體健康的情形。

「津液」到底是什麼東西呢？簡單的說，「津」是水津，也就是體內的水分；「液」就是血液。因此，凡是體內的水分，包括血液、淋巴液、荷爾蒙、分泌液，以及其他分泌物等的體液，都是「津液」。這些津液在調整體內複雜的各種器官機能、功用時，如果分泌失調，破壞了平衡狀態，人體就會出毛病了。

在中國醫學理論中，津液分為「三陰」、「三陽」。「陽」是指用具，例如各器官；「陰」是指各器官的作用。舉例來說，在消化系統方面，一陰就是指胃液，一陽就是消化器官，這一陰一陽就形成了消化作用。全身津液的作用，就促成了新陳代謝的平衡。

如果以一項產品的銷售情形來看，當體內津液生產過多，而消耗量卻沒有那麼多，與生產量無法配合。就造成「供」過於「求」的現象。這一類型的人由於筋肉與骨骼都很發達，臉色紅潤，看起來健康情形不錯的樣子，但是卻容易患高血壓、心臟病、腦溢血等病症。

相反的情況是，「津液」消耗量太多，而生產量卻無法追上，也就是津液「供」不應「求」。這一類型的人體內的成分、熱量、活力都出現不足的情況，因此筋肉、骨骼的發展不良，臉色青白，常易發冷，容易罹患低血壓、貧血、內臟下垂等病症。

看了前面的介紹，對津液可能還是只摸著邊，不能十分清晰的了解。的確，津液在中醫由於錯誤的飲食和生活習慣，使身體平衡狀態失控，而產生疾病；由於身體健康情形不佳，而產生不良的體型。因此，要克服疾病，就必須從體型和飲食、生活習慣著手，找出自己屬於那一種體型，再找到適合自己體型的食物，加上良好的生活習慣，就可以擁有健康的身體了。

如何判斷體型？

體型最明顯的區分就是胖、瘦，胖瘦，標準怎麼定呢？首先，身高先量好，看是多少公分，先減去一百公分後，餘數乘以〇．九，得數就是標準體重；你再量一下體重，如果實際體重與標準體重相差在5％以內的話，就屬於標準型，實際體重超過標準體重在5％以上的，就是肥胖型，低於標準體重5％以下的，就是瘦型。

除了胖瘦之外，莊博士依腸內氣容易滯留的部位與腹部突出的情形，將體型分成四種：標準型、駝背型、上腹部突出型、下腹部突出型：

●標準型

標準型是指體內不滯留氣的健康體型，也就是身體極為健康的人；莊博士的健康管理法所追求的體型，就是標準型。這類型的人必然生活正常、不會偏食，而這也正是其他體型的人所必須實踐的。有人問：莊博士的健康法可不可以減肥？只要你找出自己的體型，按著指導去做，最後必然邁向標準型，屆時，你就沒有肥胖的困擾了。

●駝背型

駝背型是指胃腸均易滯留氣的危險體型；將身體依附牆壁，腳跟和背部緊靠牆壁，這個時候如果肩膀不能靠到牆，就是駝背型。這一類型的人，肩胛骨較易長肉，而胸部的肌肉卻很單薄；肩和背很容易有凝重的感覺，常有睡眠不足的現象。

駝背的人由於上身前彎，常壓迫到肺的下部，所以經常都只使用到肺的上部呼吸，造成肺活量很小。因此對外來的刺激抵抗力很弱，一旦受到細微的刺激，就會搞亂呼吸器官的平衡，容易感冒、便祕或下痢、眼睛疲勞，罹患肺癌的機率也高。

駝背型的女性，在生理期間特別容易感冒，更需要留心。

四種體型示意圖

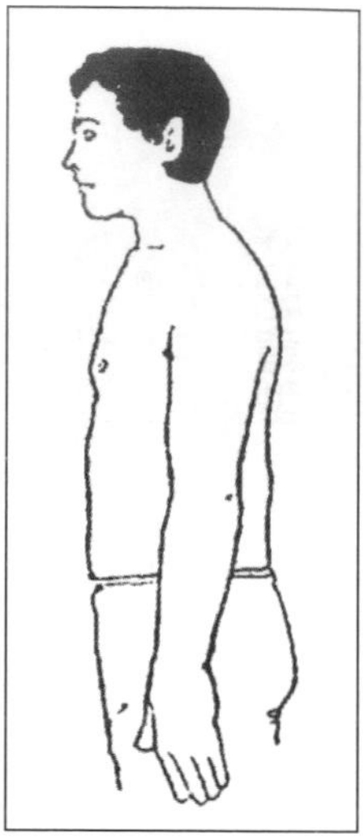
1. 標準型

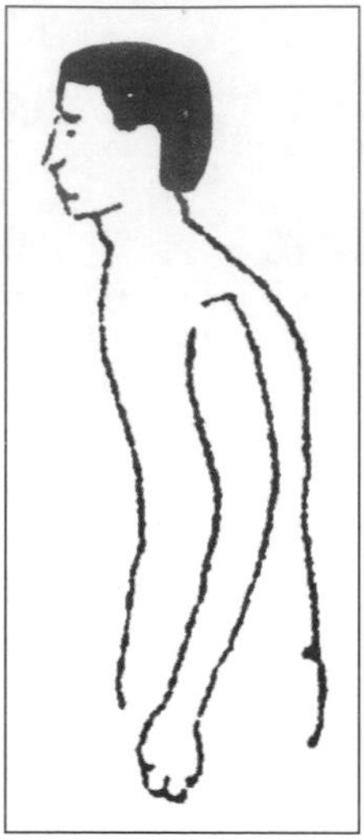
2. 駝背型

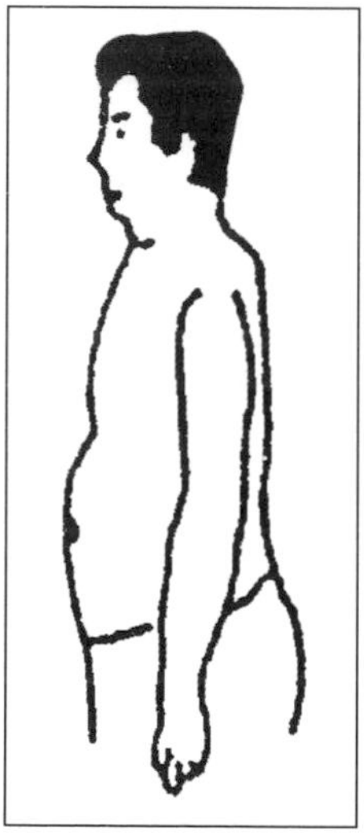
3. 上腹部突出型

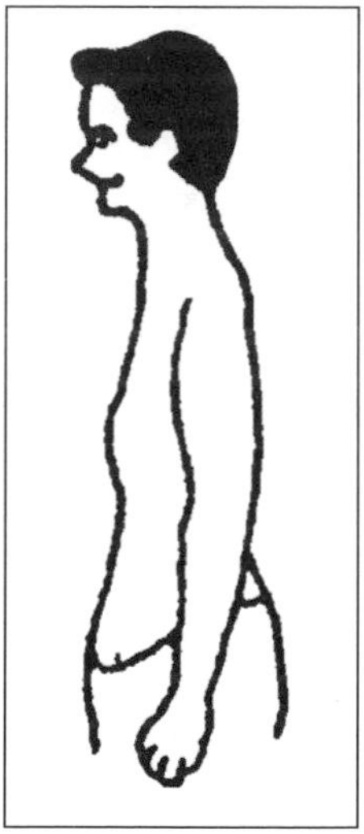
4. 下腹部突出型

●上腹部突出型

上腹部突出型是指氣滯留在胃部、常常打嗝的體型；肌肉厚、胸到胃部突出，使這類體型的人常常覺得自己體型很雄壯。由於胃部易留氣體，常常打呃，晚上睡前有不吃東西就睡不著的習慣，因而造成胃擴張。

上腹部突出型的人，由於胃部充滿氣體，肺部經常被從下往上壓，呼吸運動不自然，很容易感冒；而感冒時，容易出現肩膀痠痛、頭痛等症狀。吃得過飽、營養過剩、運動不足是感冒的直接原因。

●下腹部突出型

下腹部突出型是指氣滯留在下腹部的體型；這類型的人肌肉薄，肚臍以下的下腹突出，整個內臟下垂，肚腹肌肉沒有彈性。由於平常水分攝取過量，例如用大杯子喝水，喜歡喝各種飲料，例如：茶、汽水、啤酒等，吃飯時喜歡喝湯，也常常湯泡飯，加上營養不足而造成這種體型。「喝開水也會胖」並不是笑話，指的正是下腹部突出的人。

在此要說明一下，「營養不足」並不是指吃的食物不夠營養，而是由於下腹充滿氣，影響小腸運作，而無法吸收養分，再「好」的食物都有如「過客」一般，尚未吸收就排出體外。由於下腹部容易滯留氣，手腳等身體末梢部位容易冰冷，要多注意保暖。這類型易患的病痛包括：胃下垂、胃癌等消化系統的疾病；如果是女性，易患子宮癌、乳癌、乳腺腫、子宮頸腫等婦科的疾病。

此外，有的人就是肚子大，而分不清楚到底是上腹還是下腹突出。這種情形可以用肚臍為基準，肚臍以上較突出的，就是上腹部突出型；肚臍以下較突出的，就是下腹部突出型。

體型別特徵一覽表

	駝背型	上腹部突出型	下腹部突出型
體　型	●肩胛骨多肉即胸部薄 ●背骨彎曲前傾	●壯碩的身體 ●肌肉厚有些胖的感覺 ●胃到肚臍突出	●肌肉薄 ●肚臍到下腹突出內臟下垂
腸內氣引起的症狀	●胃腸均易滯留氣 ●肩、背及腰常有凝重感	●胃部易滯留氣，常打呃 ●背的中間部位容易酸	●下腹部常滯留氣 ●腰、手腳指尖等四肢末梢冰冷
性　格	●神經不安定 ●感情的起伏大 ●給人冷漠的印象	●自己的主張較強，不易接受他人的意見 ●強行、勤快	●有耐心接受別人的意見 ●缺乏主觀性
易患的疾病	●呼吸器官症狀 ●肺癌 ●易患便秘或下痢 ●易長鼻息肉 ●容易感冒 ●掉頭髮 ●容易失眠	●胃擴張 ●高血壓 ●糖尿病 ●肝臟病 ●心臟病 ●前列腺癌 ●關節痛	●胃下垂 ●胃癌 ●內臟下垂 ●低血壓 ●子宮癌 ●乳癌 ●骨刺 ●貧血

附錄

appendix

〔轉載1〕

稻田轉作薏苡之栽培方法

——高德錚、呂阿牛

台中區農推專訊25期　中華民國七十三年一月發行

薏苡（Coixlacryma-jobiL.）為禾本科 Coix 屬之一年生草本植物；與玉蜀黍有緣之關係，原產於印度，緬甸等熱帶亞洲。後漢建武十六年間馬援將軍由越南引入中原，日本則在享保年間（西元一七一六～一七三一）由中國引入。至於本省薏苡之分布地區，由日據時代之文獻得知，台中、台南、屏東等地之山地早已利用高五～六尺薏苡之果實，搗碎後作粥或藥用。近年來由於中藥補品與甜食之需求日益增加，年進口量達數百噸之多。本場雜糧股呂阿牛先生，早於日據時代即從事薏苡栽培試驗，發現可利用水稻慣行之栽培方式來培育薏苡。最近在政府大力推行稻田轉作政策下，為提高農民轉作之意願，乃推介薏苡為稻田轉作之新興作物。

水田式薏苡之公頃產量，依肥培管理之良否在三千～五千公斤間，旱田直播產量較差，公頃產量在三千公斤左右。以目前市價而言，帶殼薏苡仁每公斤在三十～四十元間，脫殼後之薏苡仁高達一百元。若于中部地區一期早熟稻後配合二期轉作薏苡或一期作薏苡配合二期早熟稻，再于九月初栽植高產飼料玉米，將為一既可行又具高利潤的轉作模式。因此種植薏苡之經濟價值，自不待庸言。

栽培特性

栽培品種：本場先後自日本、中南美及泰國引入岡山、尾花澤、宮城、愛媛、黑石、中里等等十多種品系，其生育日數從九十～一百二十日不等。在泰國及本省南部另有一種高達兩公尺以上之薏苡，其籽粒較大，生育日數長達六個月以上較不適合稻田轉作。中部地區農民現行栽種之品系大多以岡山品系為主，此品系在一期作株高約一百五十公分，二期作約一百二十公分，生育日數春作一百二十天，秋作一百〇五天左右。

土壤水分：薏苡為適濕之作物，唯種子發芽受制於土壤水分之含量。直播後土壤若呈湛水狀態，則種子發芽始終被抑制，排水後三～四天才開始發芽，湛水狀態越久，排水後種子發芽率越差。此外，過濕時（最大容水量），發芽率降至20％；太乾時（田間容水量之半）發芽率亦僅65％。所以在旱田或水田進行直播薏苡時，種子發芽低落之風險極大。

在育苗箱中進行育苗作業時，種子預措浸種日數雖不會影響種子發芽之整齊度（不浸種除外）；唯浸種日數愈長，種子發芽勢愈強。因此，以30℃之水浸種一天，再配合一～兩天之催芽，將有助於育苗箱上之作業。插植後之薏苡秧苗，與水稻最大之不同點係在於薏苡插秧後一～二星期不宜浸水。插秧後排水，土壤保持濕潤狀態，較能促進幼苗之再生。不過生育中期後間斷灌水，尤其是開花結實期後，湛水狀態不但可促進子實成熟之一致性且防止早熟籽實之落粒，將有助於籽實之增產。

氣溫：在25℃時，薏苡所需之發芽日數在二～三天其發芽低限溫度在15℃左右。15℃時發芽始期延後三～四天且發芽率僅3%，35℃時60%的種子會發芽，至於45℃時僅18%之種子在芽點突出後即不再生長。薏苡之最適溫界在25～30℃間，欲配合水田式之栽培薏苡，于第一期作時必需時特別注意低溫之危害。

育苗措施：薏苡秧苗之育苗法，略同於水稻育苗法，可兼用水稻之塑膠育苗箱及慣行土壤操作。由於薏苡種子較大，育苗箱內化學肥料之施用並不重要。為促進種子發芽之一致性，浸種與催芽之預措是絕對必需的。以乾種子計每箱播種量在二百二十克左右較宜，每公頃需一百二十～一百四十箱秧苗。薏苡之幼苗，一如玉米，鞘葉一旦折斷後不易再生，而且薏苡為感光性作物，幼苗遮陰後易徒長。因此覆土後，育苗箱不宜堆高，在春作氣溫較低可加蓋透明塑膠布保溫。一期作時幼苗生育較慢，大約二十五～三十天後可移植，二期作時則播種後十二～十四天；或葉齡在二．七～三．二及株高在十六～十八公分左右時，即可移植。

移植與栽培密度：薏苡不宜密植，30×20公分之行株距比50×20公分之疏植區分蘗減少，株高多出二十～三十公分且穗位昇高。根據本場之研究資料顯示，水田式栽植薏苡之最適行株距為45～55×20公分。手插時，可依慣行之水稻移植法行之，慣行之秧苗移植機亦可應用於薏苡之移植，兩行式移植機則空一格行之，若為四行式則間一格行之，即每次插植兩行。不論手插或機插，每穴二～三苗為宜。

雜草防除：薏苡之雜草防除法，可依薏苡移植別進行藥劑防除。整地前可噴巴拉刈（paraguat）將地面雜草全面除去，整地後移植前三～五天將田區水位灌至三～五公分後，施用7％之甲氧基護谷粒劑（X-52），每公頃施藥量為三十公斤；或移植後七～十天施用X-52或5％丁基拉草（馬上除），兩者每公頃施藥量均為三十公斤。由於薏苡幼苗不宜浸水，因此若仿稻秧苗之移植後隨即施用X-52或馬上除，將會發生藥害。根據本場之試驗資顯示，移植前施用X-52，候插秧後隔天將田間水位排光，保持土壤濕潤。此外，移植後保持土壤濕潤，自二十天後浸水間，施用6.5％之滅達殺粒劑（BasagranS-17），除草效果亦佳。生育中期以後，若頑草很多可於薏苡行間噴施巴拉刈，但噴頭需加護罩避免濺及植株。

施肥量：薏苡之最適施肥量為每公頃硫酸銨七百～八百公斤，過磷酸鈣四百五十公斤及氯化鉀一百八十～二百七十公斤。磷肥與鉀肥在移植前當基肥使用，而氮肥則四分之一量當基肥，四分之一量在插秧後二十～二十五天施用，四分之一量在抽穗始期施用，其餘四分之一在結實期分施之。薏苡幼苗期生育較慢，過多氮肥會發生肥害，而營養生長盛期若多施氮肥將加速植株生長，反使植株長至一百九十公分左右，徒增收穫時之困擾。薏苡由於開花期甚長，種子成熟日數前後差至一個月以上，因此利用穗肥及生育中後期之浸水管理將有助於子實成熟的一致性。

病蟲害：本省過去未有大面積栽植薏苡之記錄，故尚未發現有嚴重之病蟲害、根據本場植物保護股在中部幾縣市試作圃之觀察，目前危害薏苡最鉅之蟲害為玉米螟，本蟲原為玉米之主要害蟲，若未預先防治將導致植株倒伏，損失慘重。玉米螟之孵化後，其初齡幼苗初期危害穗部，至三～四齡時則移轉至莖部由節部鑽孔潛入莖內，並將蟲糞排出被害孔外成堆，被感染的植株則枯萎死亡。玉米螟之防治，在植株生育初期時可噴施45%一品松乳劑（EPN），每公頃施藥量〇・八～一公升，稀釋倍數一千倍；且于雄花抽穗後加施50%加保利可濕性粉劑（Carbaryl），每公頃施藥量二・四～二・八公斤，稀釋倍數為五百倍；或于生育初期每隔十天噴施40.64%加保扶水懸粉（Furadan），每公頃施藥量一・二～一・五公升，稀釋倍數為八百倍，施藥次數以二～三次為宜。此外亦曾發現稻縱捲葉蟲（瘤野螟）及蚜蟲之危害，前者之幼蟲危害嫩葉葉肉，二齡後即將葉尖捲成筒狀，並藏匿其中，沿葉脈取食，幼蟲稍受驚動即急速後退或躍身下墜；至於蚜蟲多群集於幼嫩心葉或穗部，吸食植株汁液，影響植株生育及抽穗。此兩者之防治方法可隨防除玉米螟時噴施40.64%之加保扶水懸粉而一併除之。

在病害方面，根據文獻之記載有葉枯病及黑穗病，兩者均由種子傳播。葉枯病發生於育苗過程，幼苗第一本葉或第二本葉展開後，中莖部即發生黑褐化，約七天左右全株枯死；黑穗病則至薏苡抽穗時才出現病徵，穗部腫大，畸形，內部充滿黑色粉狀孢子，葉片呈現紅色瘤狀突起，切開後仍現出黑色粉狀孢子。所幸目前尚未發現此二病害，防治法除了選用無病種子及播種前消毒

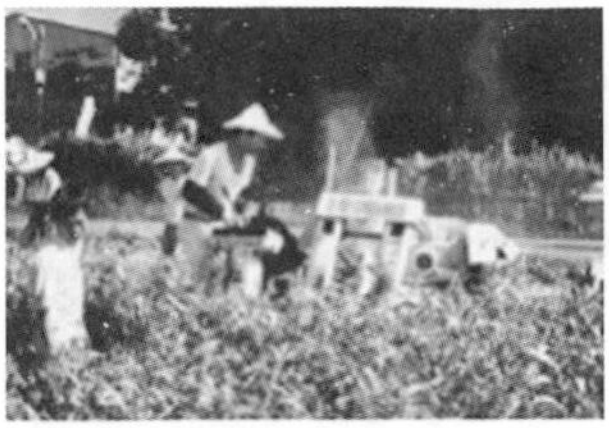

外，一旦發病需立即連根拔除燒燬。唯，中部地區之試作圃發現少數植株由Fusariumroseum 引起之赤黴病害，被感染之穗部乾枯死亡，其上可發現粉紅色之孢子堆。赤黴病之防治法，可于發病初期每隔七天施用80％錳乃浦可濕粉劑（Maneb），每公頃用量為二～三公斤，稀釋倍數四百倍或80％鋅錳乃浦可濕性粉劑（Mancozeb），每公頃用量為一．六～二．四公斤，稀釋倍數五百倍。

收穫

收穫適期：薏苡抽穗期長達一個月，子實成熟前後不一，生育後期水分不足或強風吹動均促成早熟子粒之脫落。現行收穫適期之判斷，乃以抽穗六十～七十天後，全株子實大約70～80％成熟時即行收穫，另一種簡便之判別法為主桿最上三節之子粒90％成熟時亦可收穫。

收穫方法：小區栽培時可用人工手割，利用小型動力脫穀機脫粒，大區栽培時可藉由改良式水稻聯合收穫機收穫。根據本場農機股之研究，將水稻聯合收穫機之振動篩上加裝一吋之方孔平織網及脫穀筒下之脫穀承網目由13m/m改成

19m/m，如此可防止二號回流口阻塞及減少斷穗，殘葉量及損傷粒，聯合收穫機行駛速度則以2（0.3 m/sec）為宜，太快則排塵損失加大。

調製

烘乾：收穫後之薏苡含水分大約為40％，七～八月間天晴時放置於晒穀場上五～七日或于十一～十二月間十～十二日，子實水分即可達15％以下。若使用靜置式或循環式乾燥機，送風溫度達40～50℃時，約八～十五小時後亦可達14％以下；但供作種子用之薏苡不宜45℃以上溫度烘乾，以免影響發芽率。

篩選：由於薏苡在80％時即行收穫，收穫時子粒中參雜有不稔空穀及未飽滿子粒，若用聯合收穫機收穫之子粒，可逕自利用風鼓或篩選機精選之；若行人工收穫時因收穫後斷穗及殘葉量尚多，精選前必需人工先行去雜。

脫殼及精白：成熟之薏苡果實，外殼（總苞）堅硬，一般食用部分為總苞內部之薏苡。目前尚未有薏苡專用之脫殼與精白機具，本場農機股嘗試使用一般家用碾米機進行改良，將脫殼機內部改用七十五度之較軟滾筒及精白部分使用橫型摩擦式精白機，將壓力板彈簧放鬆，僅利用壓力板之重量，經由如此改變，可將薏苡之總精白率提昇至51%左右。

外銷品質

根據七十二年9月16日省農會與日商簽訂合約中、日方規定外銷日本之薏苡其水分含量在13～15%間，夾雜物3%以下及容積量四百三十五～四百六十公克。唯根據本場今年在草屯一公頃試作區之薏苡抽測結果，水分含量為11.35%，容積量為三百九十七～四百公克，無生命雜質0.50%，不完整粒4.57%，白粒1.13%及千粒重八十九．二公克；除容積重不合規定外，其餘尚佳。草屯試作區之薏苡，經貿易商轉送日本東京食品分析中心得知，蛋白質含量為15.3%，脂肪9.4%，澱粉60.3%，灰分1.9%，0.7%之纖維及12.4%之水分，換算熱量為每一百公克薏仁含三百八十九卡，此成分並不遜於日本自產之薏仁品質。

未來展望

隨著生活水準的日昇，薏仁將不復為中藥鋪之寵兒，旋將以健康食品成為人們日常之零食。在國內需求日殷，外銷日本前途一片看好下（日本年進口量八千公噸左右），另一方面又能配合政府稻田轉作政策之執行，栽植薏苡自是魚與熊掌兩者兼得之舉。唯薏苡之價格波動，在國際市場上受制於泰國及中國。如何以國內高超的農業技術，來生產高品質之薏仁及降低生產成本，是今後刻不容緩之主要課題。

〔轉載2〕

台灣有機薏苡栽培介紹

文、圖／林雲康、廖宜倫

台中區農情月刊第一七八期　中華民國一〇三年六月

台灣傳統藥膳小吃 - 四神湯，常以薏仁取代芡實，但營養價值一樣高。薏仁為薏苡籽實，薏仁自古以來，一直是重要的養生保健食品。據神農本草經谷部記載，薏仁味甘，微寒，主治筋急拘攣，不可屈伸，久風濕痺，下氣。久服，輕身益氣。因此中醫藥方常用薏仁來治療水腫、腳氣等，除藥用外，同時也有健脾、益胃、補肺、利腸及行水等保健作用。

近幾年研究發現薏苡子實含有薏仁脂，具有消炎、利尿、消腫及抗腫瘍之作用。也有動物試驗發現薏苡子實萃取物，可提高免疫系統功能、降低血糖含量，還能抑制腫瘤生長。薏仁的保健功效，已漸漸得到證實。適當的食用薏仁，對身體健康有很大的幫助。

正因為薏仁對人體的種種好處，國內市場對薏仁需求逐年攀升，進口量自一百年起每年都達到二千五百公噸以上，但近幾年國產薏仁產量仍在二至三百公噸間，反映國內薏仁需求量雖大，但受制於生產成本，價格較高，栽培面積無法提升。面對進口農產品的競爭，必須提高國產薏仁的價值。薏仁為保健養生食品，如能配合有機方式栽培，除提高國產薏仁價值，同時提供消費者安全健康的農產品，建立消費者對國產薏仁的信心。關於薏苡有機栽培管理重點，介紹如下：

(1)栽培模式

有機栽培在不施用化學肥料及農藥的情況下，需配合輪作制度，以減少雜草及病蟲害，增加土壤肥力。薏苡可與水稻或豆科作物配合輪作。如與水稻進行水旱田輪作，除降低病蟲害的發生率，且水旱田雜草相不同，藉由輪作可減少雜草發生。而與紅豆、大豆等豆科作物配合輪作，藉由豆科植物根瘤固氮，可增加土壤氮及有機質的含量。

(2)種子準備

種子可採用本場育成品種台中1、2、3號進行栽培。其中台中3號為本場九十七年育成新品種，為耐倒伏且抗病的高產品種。薏苡播種前需先挑選無病健康之種子，並浸種二～三天。

(3)栽培適期

目前薏苡栽培方式可分為水田移植及旱田直播兩種，但不論水田或旱田，其栽培時期以一期作為主。中部地區播種適期為2月至3月，提早栽種可避免生育後期遭遇病蟲害或颱風而減產。

(4)肥培管理

整地同時可施用雞糞堆肥作基肥，再於旱田播種後三十～四十天或水田移植後三十天，施用菜籽粕或大豆粕作追肥。而肥料建議用量，每公頃氮素約一百七十公斤、磷酐約一百公斤、氧化鉀約一百五十公斤。

(5)水分管理

薏苡雖可以水田栽培也能旱田栽培，但整個生育期間宜儘量保持土壤濕潤。進入抽穗期（七十～八十天）要湛水，乳熟期（八十五天）至糊熟期（一百天）行間歇灌溉，至黃熟期時將田水排除。

(6)雜草管理

除人工移除外，可利用稻殼覆蓋地面減少雜草萌芽。一個管理良好的田區，田間雜草種子數量會逐漸減少。

(7)病蟲害管理

薏苡蟲害主要有螟蟲、斜紋夜盜蟲、蚜蟲。螟蟲可以赤眼卵寄生蜂片、蘇力菌防治；斜紋夜盜蟲可利用性費洛蒙、蘇力菌防治；蚜蟲以苦楝精、夏油防治。薏苡常見病害為黑穗病、葉枯病，防治方式除使用無病健康種子，落實田間管理，拔除病株並燒毀，實施輪作也可減輕病害。

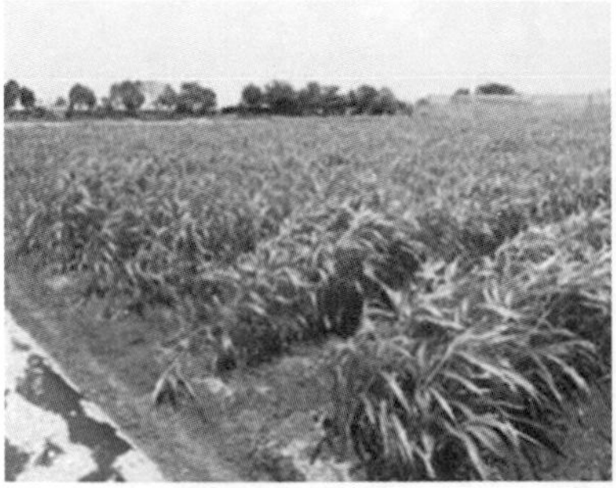

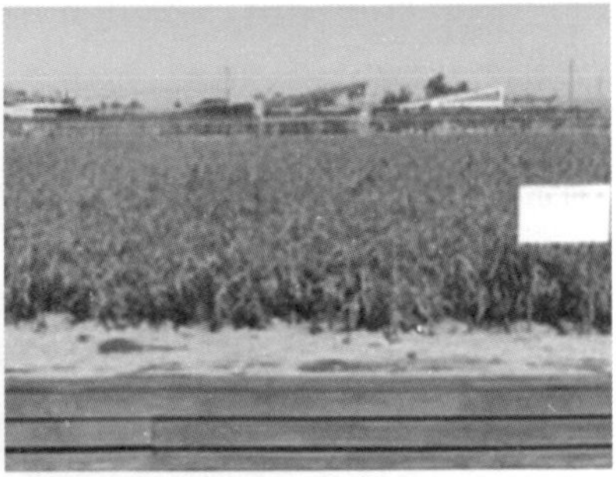

左右二圖為薏苡田間生長情形。

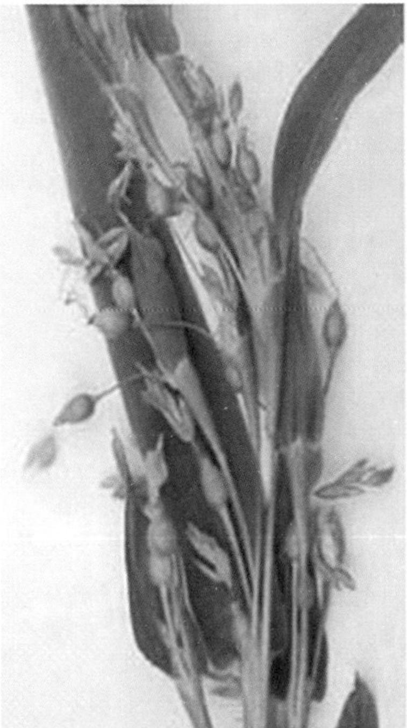

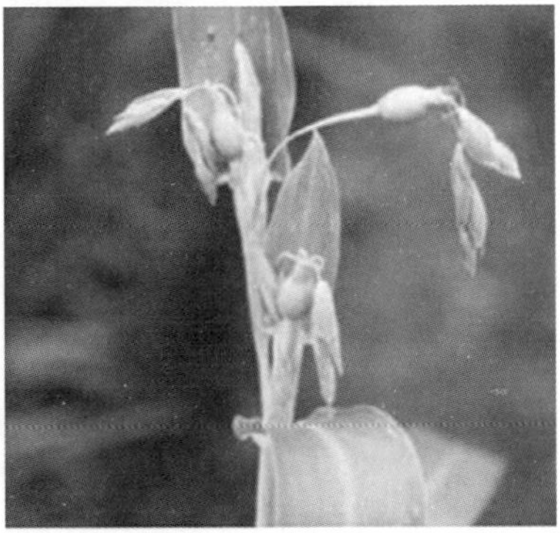

下圖右：田間薏苡抽穗。

下圖左：雜糧聯合收穫機採收薏苡。

(8)收穫調製

薏苡抽穗期長，於抽穗後六十～七十日，全株子實70～80％成熟時，即可利用水稻聯合收穫機或雜糧聯合收穫機進行收穫。收穫後子實可利用風鼓篩選，去除未熟粒，並日曬或使用乾燥機乾燥至含水率在13％以下，貯存在通風乾燥處。有機農業因無農藥及化學肥料的使用，不僅可維護農業生產環境的永續經營，而且可生產健康、安全的農產品。目前嘉義縣朴子市農會推廣有機栽培，輔導產銷班以有機方式栽培薏苡、水稻、黑豆及紅豆等作物。中部地區在彰化二林、台中大雅及南投草屯等地，也有業者與農友生產有產銷履歷、無農藥殘留的薏仁。相較去年進口薏仁檢出超量的黃麴毒素，消費者吃下肚，不但沒達到養生的目的，反而傷害身體。多食用新鮮、健康的國產薏仁，才能達到養生保健的目的。

〔轉載3〕

台灣薏仁推廣與展望

——行政院農業委員會台中區農業改良場　張致盛博士、廖宜倫博士

前言

薏苡為一年生禾本科草本植物，當果實脫殼後俗稱為薏仁，另有如川殼、回回來、草珠兒、念珠子等名稱，因為是禾本科，也稱為薏米。台灣早期薏苡大都粗放生長於山野間，並沒有經濟規模栽培。初始栽培集中在阿里山及草屯等山麓地區一帶，年產量約三百公噸，因缺乏周全管理，也沒有固定的栽培品種，所以每公頃平均產量均低少於二千公斤。民國七十二年，台中區農業改良場配合政府推動水田轉作政策，將薏苡引為水稻替代作物，再加上輔導農會在產品加工進行推廣，使薏仁加工產品以具有養顏美容及促進新陳代謝功用之健康食品，銷路逐漸看好。

一、台灣栽培薏苡品種的演進

早期台灣栽培主要有兩種品種，第一種為從日本岡山引進再來品系及日本尾花澤品系及其後代所選出之品種；另一種為白殼再來種，產量較低。一九八九年以後，莊淑旂博士為推廣薏苡健康食品，另從日本引進松滬種試種於南投縣仁愛鄉阿里山山區及彰化縣埤頭等地區。

自從莊淑旂博士從日本引進薏苡種源後，台中區農業改良場持續積極進行薏苡品種選育工作，早期在研究人員高德錚博士及呂阿牛先生努力研究下，不斷進行薏苡選育種及栽培制度之建立，並建立薏苡栽培模式。在呂阿牛先生退休後，由曾勝雄先生持續針對薏苡進行選育種作業，並從日本引進之品種-尾花澤在來，於民國八十四年選育出國產第一個薏苡品種——薏苡台中1號，其特性較適應冷涼氣候，且將薏苡每公頃平均產量約二千三百公斤提升至每公頃三千公斤，使台灣薏苡品種研究工作進入一個新的里程碑，隨後在曾研究員數十年的研究中，在民國九十五年利用混合選種法選出高產品種薏苡台中2號，其產量比薏苡台中1號增加16.8%，每公頃產量達三千七百公斤；在民國九十八年利用雜交育種法育成適合水田移植品種——薏苡台中3號，平均產量每公頃高達四千公斤。台中區農業改良場育成之品種為目前台灣栽培之主要品種。

二、栽培技術的研發與改進

雖然薏苡的品種及栽培方法在研究人員的研究上不斷的突破及提升，但是受限於國際薏苡價格遠比國產薏苡價格低（進口薏苡價格約每公斤二十八元，國產薏苡契作價格約每公斤五十元），國產薏苡栽培面積遲遲無法突破性成長。但這近年來年因國際雜糧價格大幅增加，薏苡進口價格也接近國內薏苡栽培成本，因此國產薏苡產業及栽培面積也逐漸提升，現在國內薏苡栽培面積已達一百公頃，主要產區為台中大雅、彰化二林、南投草屯及嘉義朴子等地區。

在配合政府稻田轉作制度建立時，除了品種的育成外，栽培方法的改良也同時進行著，一般而言，薏苡的栽培方法均採用旱田直播法進行，一般的栽培法為行株距為60×15公分，為減少成本通常採用機械栽培，為利用曳引機加掛真空播種機進行。此外，薏苡是除了水稻外可適用水田移植法之作物，主要是因為薏苡的莖部組織具有透氣功能，且台灣水田移植管理技術及機械普及，可有效抑制旱田雜草象，且降低管理成本，並可與其他雜糧作物進行輪作，為水稻栽培替代作物之良好選擇之一。栽培方法的可依據地理環境來選擇，在彰化二林地區因土壤較為砂質壤土，採用旱田直播法；而在南投草屯及部分的台中大雅地區，許多農民則採用水田移植法進行管理。除此之外，在國內農民年齡逐漸老化的趨勢下，在省工栽培方面薏苡亦可進行宿根栽培，其效果為可減省種子、播種（移植）、及整地等成本，亦為目前在人力不足下，農民進行薏苡宿根栽培的考量。

三、加工保健產品的開發

薏苡可直接做為穀類食用，但煮食時間與米飯不同，需經泡水四小時才能併白米一起煮食。為便於食用及增加消費者對薏仁的接受程度，積極研發相關加工產品。早期為利用薏仁作為四神湯的主要材料，隨著加工技術的進步，更多的薏仁加工商品上市，初級加工產品包括薏仁粉製成的薏仁麵、薏仁雪花片、薏仁醋等產品。另外，在保養品上也有薏仁面膜等產品之開發，保健食品利用超臨界CO_2萃取技術所製成薏仁膠囊。台中區農業改良場在薏仁產品開發亦不餘遺力，研發出薏仁保健生產技術「薏珠延年」禮盒，並技術移轉於草屯鎮農會，以促進國產薏仁的地位，也開發搭配其他穀類之蕎花益壽禮盒。

結語

薏仁兼具保健功能的雜糧作物，但國產品受限於進口價格較低以致消費量無法提升是長期存在的問題，因此發展精緻且多樣性的產品相當重要。此外因為薏仁具有良好的保健功能，在科學及醫學研究均已被證實，相信國產薏苡仍可在台灣雜糧——產業占有一席之地。台中區農業改良場在台灣薏苡的研究上，仍會持續進行，期能帶動產業的發展，進而保健國人健康及提升薏苡栽培農友收益。

養生村 ⑧

有薏健康！防癌之母莊淑旂的紅薏仁養生法

抗癌、改善過敏、提升自癒力，第一位女中醫的國寶級養生智慧

作　者—莊壽美
策　畫—戴月芳
食譜攝影—子宇影像
主　編—汪婷婷
責任編輯—程郁庭
責任企劃—塗幸儀
封面設計—十六設計
內頁版型—亞樂設計
內頁排版—唯翔工作室

總 編 輯—周湘琦
發 行 人—趙政岷
出 版 者—時報文化出版企業股份有限公司
10803台北市和平西路三段二四〇號二樓
發行專線—（〇二）二三〇六—六八四二
讀者服務專線—〇八〇〇—二三一—七〇五
（〇二）二三〇四—七一三〇
讀者服務傳真—（〇二）二三〇四—六八五八
郵撥—一九三四四七二四時報文化出版公司
信箱—台北郵政七九～九九信箱
時報悅讀網—http://www.readingtimes.com.tw
電子郵件信箱—history@readingtimes.com.tw
生活線臉書—https://www.facebook.com/ctgraphics
法律顧問—理律法律事務所　陳長文律師、李念祖律師
印　刷—詠豐印刷有限公司
初版一刷—二〇一八年一月十二日
定　價—新台幣三六〇元
（缺頁或破損的書，請寄回更換）

有薏健康！防癌之母莊淑旂的紅薏仁養生法：抗癌、改善過敏、提升自癒力，第一位女中醫的國寶級養生智慧 / 莊壽美著. -- 初版. -- 臺北市 : 時報文化, 2018.01
面；　公分. --（養生村）

ISBN 978-957-13-7263-1（平裝）

1.食療 2.薏仁 3.食譜

418.91　　106023675

時報文化出版公司成立於一九七五年，
並於一九九九年股票上櫃公開發行，於二〇〇八年脫離中時集團非屬旺中，
以「尊重智慧與創意的文化事業」為信念。